没有阳气就没有生命。

—— 李可

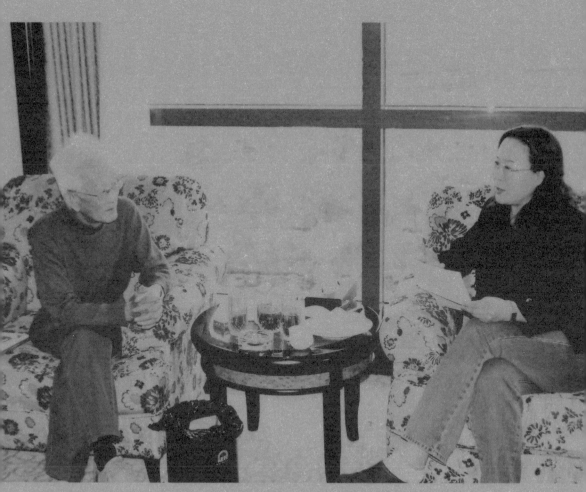

二〇〇七年秋·北京，田原采访李可现场

我有明产我掠我有主命。

—— 李河

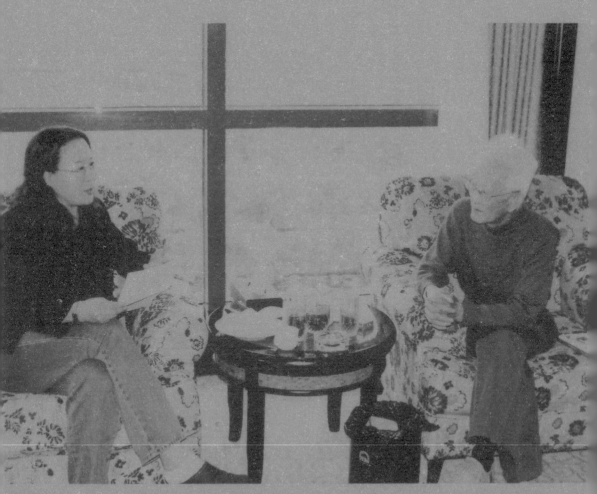

二〇〇六年北京·田桑采访李河现场

捍卫阳气不生病

纪念一代大医李可

（纪念版）

田原◎著

中国医药科技出版社

内 容 提 要

疾病从何而来？阳气不足是百病之源！

这是来自山西灵石的大医李可的醒世之言。李可先生（1930～2013）是我国当代中医界独具特色的临床大家，邓铁涛先生赞誉其为"中医的脊梁"，其以"阳虚十占八九，阴虚百难见一"、"生死关头，救阳为急"等著名观点风靡中医圈子内外，颠覆主流医疗理念。"捍卫阳气不生病"的健康理念随之深入人心。

本书首刊数十幅李老的珍贵照片与手书方剂。全书分三集：上集为田原与李可访谈全录，及对"阳虚时代"的深度解析；中集为作者在体悟阳气中写下的散文集；下集收载李老同道、学生及读者的纪念文字，重温李老精彩语录。

图书在版编目（ＣＩＰ）数据

捍卫阳气不生病：纪念一代大医李可：纪念版 ／ 田原著 ． — 北京：中国医药科技出版社，2013.6（2024.9重印）

ISBN 978-7-5067-6165-9

Ⅰ．①捍… Ⅱ．①田… Ⅲ．①阳虚－研究 Ⅳ．① R241.3

中国版本图书馆 CIP 数据核字（2013）第 093098 号

出版　中国医药科技出版社
地址　北京市海淀区文慧园北路甲 22 号
邮编　100082
电话　发行：010-62227427　邮购：010-62236938
网址　www.cmstp.com
规格　710×1020mm $^1/_{16}$
印张　17 $^3/_4$
字数　267 千字
版次　2013 年 6 月第 1 版
印次　2024 年 9 月第 13 次印刷
印刷　三河市万龙印装有限公司
经销　全国各地新华书店
书号　ISBN 978-7-5067-6165-9
定价　39.00 元
本社图书如存在印装质量问题请与本社联系调换

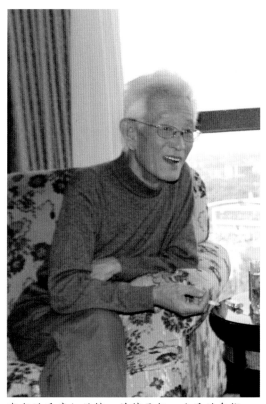

李老的手瘦如竹枝，关节凸起。右手的食指、中指和无名指始终习惯性地微弯着。就是这三根手指，五十多年来"聆听"了十几万病人的脉搏……

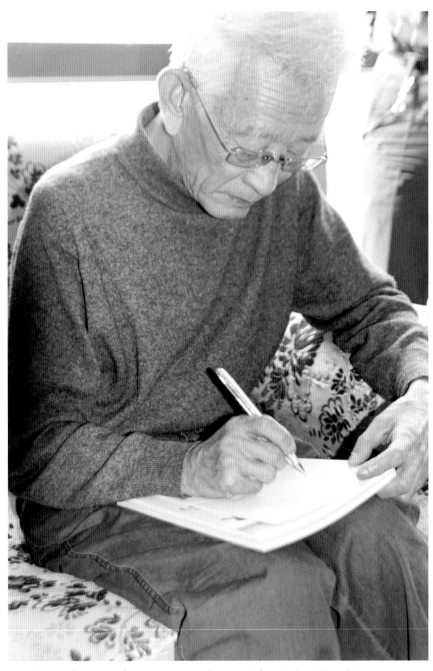

秋阳饱满，李可正凝神开方。（2007年，于北京世纪金源大酒店）

［出版前言］
这个时代需要他的声音

2013 年 2 月 9 日，夜晚，春寒料峭，一位民间中医发来短信息：李可老先生离世了。

这个时代已有过不少的"被"死亡，我下意识想，应是误传。一直以来，老人家留给我的印象，身形虽瘦削，但很硬朗，是战士一般的硬汉，我不相信他会离开这个世界。

但陆续又收到几条短信。

接下来的几天时间，我如鲠在喉，不知道该不该了解确切消息，也不和他人交流这件事情，我知道自己在有意回避。又是一个夜里，关于老人家追悼会的新闻已经出来，我开始正视老先生离去的事实，直觉告诉我，他太累了，不得已走的。我在几次采访时已亲眼看到，患者是如何地蜂拥而至！

在网上，看到刘力红先生缅怀父亲和李老的一张照片。那是李老去年抱病到广西南宁出诊、交流，在下榻的宾馆里拍下的。照片上，李老闭着眼睛躺在床上，刘力红的父亲正给他做腹部按摩。老人家的那份疲惫啊……已经是很难睁开眼睛的疲累，只安静地接受着老哥双手的温暖。橘黄色的灯光，默默缠绵着"哥俩"的拳拳之情。

而如今，两位老人家都相继离去了。

我们身边又少了一位智慧的长者，一位我们曾经以为大山一样的生命守护神。心中酸楚，惟愿悲凉有所寄化。于是，和编辑商量，想让更多后学得聆李老教诲，也想表达我们郑重的纪念，着手将这些年与老先生的访谈、解读、体悟和感怀，重做整理，完整集结，奉献给世人珍藏。

记得最早一次采访李老，是 2007 年，老先生那时在中医界已有了一定的影响，但大众还未熟知。访谈后出版的《人体阳气与疾病》一书，给大众读者带去了这位山西大医的警世之声：人体阳气如何为现代生活所摧毁。

书出版后，不断有读者打来电话，"感谢李老，这本书改变了我的人生观，改变了我的后半生"，"读了这本书，往后就能少患现代文明病了"，"豁然开朗，真是对现代中医学的彻底颠覆啊"……很多的感恩与反馈。我们深深感受到，李可，他对于我们当下生活的勘误，多么重要。

但也陆续听说，李老在中医界颇受争议。他的扶阳理论，大量使用附子的方路，大刀阔斧急救心衰的方式，不乏质疑之声，甚至有质问。这背后有一个鲜为人知的困境：李老的德与术，让人们看到了急危重症的曙光，患者纷纷登门求医，人数之多，情况之繁，而且更多为肿瘤患者……让老人家措手不及，也力不从心；后来，渐有一些负面评论。我们也有所耳闻。但无关大体，我们一直对老人家持一份敬重之心，他给当下人的"伤阳生活"敲了一记警钟，警醒了很多人。居于人云亦云、流派纷争的时代，难得有这样一位医者，因着良心里对当下中医的深切痛惜，和对广大民众的真切关怀，敢于挺身而出，直击时代弊病。这里边的铮铮铁骨，和大仁大勇，已足称"中医的脊梁"这个称号。

至于他的医术是否独创一派，理论形成与实践检验，在中医这个同样纷繁复杂的境况下，谁能评说？只能留给历史评说！

我们只是从读者的反馈角度，看到了：这个时代需要他的声音。

时光荏苒，这几年我们仍忙于采访，追寻传统中医留下的吉光片羽。2010 年，再次创造机缘，前往灵石看李老。那时得知老人家又经历了两三次中风，心里边有隐隐的担忧，但并不觉得他会离开。2012 年初，我们还通过电话，声音和往昔一样利落，只是还在每天吃药，得知他依旧终日埋首诊务，各种会议，打电话开方子，完全不顾自己的"晚节"。在电话里，听不出他声音有什么异样。但未曾想，这一次电话沟通竟是诀别。

老人家悄然离去。2013 年 2 月 7 日，中午 1:00，83 岁。

他一定是太累、太累了！记得最后一次见面，师母还在一边熬药，叙数家里每天好多病人，守着、堵着，"我是着急！他现在一点精力也没有了！我不放（进来）了，谁也不放了！"李老稍加宽阻后，也无奈叹气："我得休息了。"曾经蒙冤入狱，日夜苦读，临危应诊，再苦难，老人家都没说过后退的话，可见那时的负荷已到什么程度！可惜我们的患者总在潜意识里把老中医当作了超人。在我们没跟他接触的这些日子里，老人家又接诊了多少病人，为中医奔走了多少路途……一定是他做了太多的事，说了太多的话，救了太多的人，耗尽了生命，老天也舍不得让他再累下去了。

行文至此，视线里都是老人家茂密而倔强的一头白发，充满力量的眼睛，和缭绕的烟雾，内心深处仍然不肯相信老人家寂静地走了。让我们谨记李老常说的那句话：阳气所到之处，任何病都生不了，只要阳气不到位，那就是病！

捍卫阳气，无论对疾病，还是对人世、人生而言，都至关重要。老先生的一身浩然正气，已是完美注解。衷心希望李老的宝贵声音，通过文字的形式，流传于世，给世人带去更多的护佑。

祝愿李老，在天堂一切安好。

2013 年 3 月 20 日

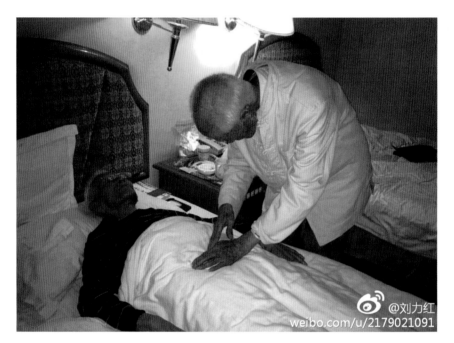

weibo.com/u/2179021091 @刘力红

"缅怀父亲和李老：父亲比李老年长，二老关系甚契，若看背影，十分相像。对于李老，最使我感动的是他对病人的那份情怀，用我既往的形容，他与病人是零距离！李老去岁 11 月抱病来到南宁，这是他'哥俩'最后一次见面。图片系父亲在为李老做调理。父亲虽亦在病中，想到的却非自己，可见二老之精神亦是相像。"

——刘力红

目 录 /CONTENTS

上集 / 访问录：捍卫我们的阳气

一访李可：人体阳气与疾病

再访李可：启示阳气的禅机

中集／散文录：人啊，给点阳光就灿烂

上篇　生命的底色

中篇 做一个牧"阳"童

下篇 有些事儿我们不明白

下集/纪念录：回忆·重温李可经验语录

李可简介

李可（1930～2013），山西灵石人，毕业于西北艺专文学部。逆境学医，经全省统考获中医大专学历，曾任灵石县中医院院长，全国民间医药学术研究专家委员会委员，特邀研究员，香港中医药报医学顾问，致力于中医临床与研究，尤擅长以重剂救治重危急症，才识超绝，医术精湛，并自拟处方三十多首，是我国当代中医界独具特色的临床大家。

著有《李可老中医急危重症疑难病经验专辑》，记录了李老有关小儿科、妇科、外科、泌尿科、内科等各科急危重症疑难病的珍贵的治疗经验。书中所载"破格救心汤"曾成功治愈千余例重症心衰病人。

李可先生的执着精神，以及他把中医药学的发展看得比生命还重要的赤诚之心，在中医界受到很高赞誉，国医大师邓铁涛先生专门为李可题词——"李可老中医是中医的脊梁"，"振兴中医须要有万千个像李可院长那样能用中医药治疗急危重症、疑难病症的人才。"

多年来坚持义务诊病，创造出诸多起死回生的奇迹。深受广大患者爱戴。

李可外传

姓名：李可

祖籍：山西省灵石县

特征：三根把脉的手指长年微弯

爱好：吸烟

武器：附子、细辛等"毒药"

绝技：给将死之人喂"毒"，有起死回生之效

理想：中医复兴时代来临

著作：《李可老中医急危重症疑难病经验专辑》（常脱销）

语录：生死关头救阳为急　阳虚之人十之八九，阴虚之人百不见一

　　2006年之前，说起李可这个名字，篮球迷们第一想到的会是CBA的那个帅帅，又高大又威猛，一个灌篮就激起无数MM的尖叫与恍惚。2006年之后，发达的网络世界多了一位李可，他已近耄耋之年，身形矮小清瘦，一头银色的白发，倔强地竖着，一本《李可老中医急危重症疑难病经验专辑》，给中医学界来了一次小地震，没有尖叫，喝彩的掌声却热烈地响起在每个有他的地方。

一

　　为啥这么有影响力？且看：

　　有句歇后语：打开棺材治好病——起死回生。这么有才的一句话，在现代人眼里却被打上一个宇宙无敌超级大问号，起死回生？除非遇到的是神仙。迷茫，李可真的是凡人，但又真的能起死回生，特别是重症心衰的病人，往他那儿一放，您就等着带个大活人回去吧。AND，在他手里救回来

的病人，都必须和一种毒药打交道，这毒药就是传说中的附子。

俺不知道您对附子了解有多少，估且介绍一下，前些年，一部《满城尽带黄金甲》金光灿灿，差点把观众的眼睛闪花，里面皇帝给皇后下了剧毒川乌头，有够恶毒！而这附子呢，刚好跟乌头是一母所生，乌头四月采，附子八月采，附子就长在乌头的边边上，一小粒一小粒的，既然是同母所生，要毒必须一起毒。乌头能送人归西，附子同样能，根据现代检验结果，15 克附子就可以毒死一头牛。牛啊，那玩意儿老大了，你说那老大的小动物都能毒死，要是给人吃上，请各位发挥一下无穷的想像力……

你想的是什么样的结果呢？是不是一个人正口吐白沫儿地在地上抽抽，马上要到阎王爷那儿报到去了？非也。中药的毒不是绝对意义上的，用错了，它能杀人，用对了，那是救人的仙丹。俺就敢这么说，全世界能把附子用明白的也没几个人，李可，是个中高手。15 克？在他眼里，那点儿玩意嘛用不顶，他常常给一个病人一副药用到 200 克以上的附子，他每个月开出的附子按吨计算……

一个能起死回生的大夫，一个用大毒救命的大夫，俺不禁要崇拜地称呼他老人家为辣手神医。酷！

五十多年的行医生涯，几乎每一个送到他这的病人，都是被西医放弃的。李老用附子，将十几万例病人从勾魂使者的手里给抢了回来，这样庞大的数字，常让首次听到的人掉了下巴，更气得阎王爷他老人家每天举目望天，振臂直呼：苍天啊，你咋把这么个人送到凡间去了呢，我郁闷啊！

是啊，老天爷是怎么把李可送来的呢？这话要从 60 年前说起。

二

1953 年，对于国人来说，那是相当幸福的年代，每天都沉浸在对充实的劳动生活和对未来的美好憧憬中，但是大家好并不一定就全都好，至少当时的李可并不好。1953 年，李可 23 岁，正是一个小伙子最阳光的岁月，那个时代当然没有电影院、DISCO 加酒吧，16 岁从军的李可，怀揣着西北全境解放的兴奋转到地方工作，并准备在新的工作环境中"与时俱进"时，老天爷就给扔下了第一个考验的炸弹，天将降大任，必先投入监狱，于是，李可蒙冤入狱。公安部门派人来抓他那天，阳光灿烂，听到有人敲门，李可放下手边的活儿，刚把门打开，门外的人就挤了进来，二话不说给李可扣上手铐。还没反应过来的李可，就这么愣着神儿，被带走了。审问环节是必须有的，审问后，李可就跟800多年前的前辈岳飞一样，莫须有，而后关押。李可太倔强了，眼泪是不属于他的东西，但是他怎么也想不明白，为什么要为一件不存在的事情赎罪。现在，当有人问起那段过往时，李可已经淡然了，只是摇摇手，说：没有意思。

别的犯人挤在一起嘀嘀咕咕时，李可就一个人坐在窗子下面，看着高处那个唯有松鼠才能穿过的小洞发呆，黑呼呼的房间，只有那里，还有一点阳光。偶尔一只鸽子停在窗台上，片刻，再飞向天空，那种自由，李可已经没有了，为什么会这样？他永远想不通。如果他也有翅膀，那⋯⋯

喂，想什么呢？耿直、倔强的李可当然不会演出50年代版本的"越狱"，请各位看倌不要太期待。

两年多的监狱生活，不像《监狱风云》那样刺激、多变。狱里的生活是灰色的，平淡、没有波澜，狱友们每天最大的爱好是谈论过去的伟大事迹。最特别的，是一位老中医，也是他跟李可有缘，偏偏选在这样的地方相见。两年零七个月，老中医每天跟李可讲自己的祖辈是怎样看病的，家里传下的方子治好了多少人的病，慢慢的，他们开始谈一些医学著作。枯燥的生活中，中医像是一颗从天而降的石子，投进了湖心，激得水面一圈儿又一圈儿，再也不平静了。

李可无法满足于只是听了，他开始托人从外面把老中医告诉他的书一本本带进来，白天，就着窗口那一点光亮一页页翻看，晚上，就把背下来的内容放在心里一篇篇咀嚼，有不懂的地方就跟老中医请教。《黄帝内经》、《伤寒论》以及各种21世纪已经绝种的传统医书，李可都几近痴狂地读着，理解着。随着吸收的知识越来越多，请教变成了切磋。再后来，狱友有个小病小痛的，李可就帮着把脉，辨证，效果那是相当的好，一度成为监狱年度最受欢迎狱友。

老中医看着李可一天天的变化，那个欣慰，心想：这个谁家的小谁，那是相当聪明啊，记性好不说，悟性还贼高，估计过不多久，我肚子里那点儿知识就赶不上他了。

出狱后，李可已经能独立开方看病，又经过全省统考拿到医生执照。

朋友们，您现在在想什么？是不是想这下好了，苦尽甘来了，医生啊，那得挣多少钱啊？每天拿回扣就够吃几个月了。非也！难怪人家说代沟，我的理解，这两个字儿可不只是说年龄上的差距，它可以很大，大到两个时代之间出现的鸿沟，俺们这代人觉得医生不收回扣，就好像公鸡下蛋一样稀奇，但在李可那个年代，是连回扣这两字儿长啥样都不知道。做医生，除了是兴趣，更为了能吃上一口饭，能活下去。

李可说：能够成为一名中医，是我一生中最值得欣慰的奇遇。

简单的一句话，饱含了太多的感恩与热爱。虽然出狱了，李可的"问题"却还没有解决，他是假释。在他的档案里，莫须有的罪名还存在着。那年代，可不会安排一名假释人员到某某单位或社工团体工作。经过了牢狱之灾，李可再也不是一名光荣的解放军复员兵，没有任何单位肯收他。做一名医生，对李可来说是最好的，也是唯一的选择。直到50岁才给他平反，这时的李可，就算再给他多少条富贵之路，也不能让他放弃中医了。

28年蒙冤时光，28年学中医、悟中医的过程，让李可悟出了一个"阳气"，任何病在李可眼中都是"**不管你的表里内外，四肢关节，五官九窍，五脏六腑，不管哪一个地方，只要阳气不到位那就是病。**"万物生长靠太阳啊，这样一想，我们都还是祖国花园里的小花朵呢，每天需要太阳的照顾才能健康。

不管治什么病，李可首先都从阳气入手：

这个高血压，为什么长时间治疗不好呢，就是因为浊阴啊，（它）窃踞了这个阳气的位置了。清阳不升，浊阴不降，和过去讲所谓"肝阳上亢"什么的，不是一回事。

这个高热不退应该说是好事，因为呢，寒气进入人体以后，人体的阳气就要起来抗争，这样的话就发热。

没有阳气就没有生命。从养生治病的经历来看：阳萎则病，阳衰则危，阳亡则死；所以救阳，护阳，温阳，养阳，通阳，一刻不可忘；治病用药切切不可伤阳。所以古人云：万病不治求之于肾。求之于肾就是救阳气。

肿瘤这个东西最早产生的是阳虚，阳气虚了以后，慢慢就结成小块儿，然后逐渐长大，成为一个影响人生命的东西，所以我治疗肿瘤的时候，找原点，还是在阳气上下工夫。

……

瞧，正所谓一通则百通，掌握了"阳气是生命关键"的这一道理，有什么病是不能治的呢？这也就解释了为什么在李可的临床当中，附子往狠了用，因为这个小家伙虽然是大毒的药物，但有回阳救逆，补火助阳，散寒止痛的奇效。病了？那是阳气衰弱了。衰弱了？就要把阳气导正回来。导正回来？嘿嘿，就得用附子。但是，可不是说附子没事儿就能吃着玩儿，这东西可不是QQ糖，拿起来嚼巴嚼巴就咽了，还是要一位好中医来帮忙的。

三

从李可开始看病的那天起，他的"客户"，大多是灵石县周边大山里的村民。每天天不亮，李可就背着药箱穿梭在山林之中，倒是有那么点儿萍踪侠影的味道，但是李可虽然步伐轻巧，却真的没有学过"水上漂"之类的轻功，每天几百里的山路，只有一双脚慢慢地量，刚开始不太习惯，天天磨出水泡，后来，水泡留下的残皮太多，就堆成了茧子，垫在脚底板上，走路就不疼了。到了病人家里，看好病，亲自给病人熬药，看着病人喝下去才能安心离开，再奔下一户人家。大山里都是些小村落，有些村与村之间的距离，如果坐地铁的话，二十几分钟怎么也到了，也不算太远，是不？

山里人穷，几十年过去了，虽然生活有所改善，却还是不富裕，而且他们的消费水平永远跟不上大医院的脚步，做CT的钱都够全家人吃半年粮食了。正常人无法理解，医药费收得很少不说，碰到太困难的人家，还要帮着垫药费。

长期的穷困，山民们有病都拖着，不到实在撑不下去或者濒近死亡的时候，绝不会拿粮食钱看病、买药。也正因为这样，李可看的病人中，十个有九个被勾魂使者把魂魄勾走了一半儿，这样的病人就算送到医院，也是一张病危通知书就给打发了。到了李可这儿，有些连呼吸、脉搏都停了，就剩胸口那儿还有一点儿温度，李可一剂破格救心汤下去，愣把人救活了，起死回生，在李可这儿就不是神话。

什么？破格救心汤是神药？这个问题嘛，还真不好回答，不过有这样一个老百姓自己的故事：

河南一个 40 多岁的妇女，有个男孩，13 岁，生下来后由于脑部受伤，诱发癫痫，严重的时候一天三十到四十次，折腾的孩子命都没了一半儿。哪次发病都让当父母的疼得心都碎了。后来听说北京某医院有一种进口新药，可以治这个病，就大老远带着孩子跑到北京把药买了。医院说，这个药可不安全，最好住院使用。你说这医院也真有意思，不安全你进它干么，用它干么？这一家人十几年来全国各地的名院名医都看的差不多了，哪还有钱住院？就把药带回旅店给小孩儿吃了。这下可不得了，药刚下去，孩子就突然昏迷，四肢冰冷。当妈的一急，把孩子抱回买药的医院抢救，结果医院也没有办法。您说这医院愁人不？也是巧了，做母亲的也买了《李可老中医急危重症疑难病经验专辑》，想起书上记载的破格救心汤，按大份儿去药店抓了一份儿，求旅店的人给她找了个电炉子把药熬好，给孩子一点点灌，看能不能醒过来。当然，这之前，他们完全不知道李可是何许人也，就是看书上记的方子挺神奇，能治垂死的病，迷迷瞪瞪就给孩子喂了。

结局是什么呢？当然是 Happy ending，孩子救活了，当妈的那个高兴哟，不但把孩子救活了，还有一个附加礼物——小孩儿 13 年的癫痫再也没有犯过。

为了答谢恩人，全家人找到出版社的电话，想知道李可的地址，寄些钱过去。李可知道后，没让出版社说，本来就不富裕的人家，哪能要人家钱，再说，之前这事儿，李可一点儿也不知道。

这个故事听过后，您觉得这破格救心汤是神药吗？

对于这件事，李可这样说：他一个不懂医的普通老百姓，他不知道这个药有多厉害（附子达到 200 克），他糊里糊涂就用了，可惜我们在大问题上不敢"糊涂"。

嗯那，不敢糊涂，所以遇到要手术时，患者是必须在手术同意书上签字的，不管多急的病，把责任分清楚先。可是分清了又怎么样？病人还是不知道这个手术应不应该做，切下来那部分有病就治，没病呢？大夫会和蔼地恭喜你，反正切都切了，大家都安心了。

不敢糊涂，所以许多医生都照本宣科，按照教材和老师教的一步步做，他们首先想到的是书上怎么说，而不是病人需要什么，病人需要什么重要吗？出了问题，也跟医生无关，因为他是照着教材做的，而教材不会错。

不敢糊涂，所以有那么一大堆医生们，不会给病人用太特别的药，反正小白鼠们证明有毒副作用的药是一律不会用的，以药物说明书为依据，以治不好也治不坏为准绳，此乃良医……

李可呢？糊涂了？也许可能应该是。否则也不可能走那条山路走了几十年，直到70多岁还要每天奔走了穷乡僻壤给山民们看病，以他的医术和在中医学界的威望，他完全可以在家里好好休息，等着达官显贵们自动找上门儿来，要知道，有钱人就算得了个感冒，一位名医给他治好了，他也得扔下个几千几万的"意思"一下，更别说糖尿病、心脑血管这类的宝贵病，贼好赚！也没必要冒着总被"精明人"讨伐的风险，借每一个采访机会，把自己的方子全盘托出，就盼着多几个明白人，多几个好中医。

当"精明人"一切向"钱"看时，当"糊涂"的李可把十几万例起死回生的病例放在我们面前时，是不是会让我们有种奇怪的渴望，渴望精明的医生不要那么多，都"糊涂"点儿，那老百姓才不会花了钱、遭了罪却仍然没办法把病治好。

捍卫我们的阳气

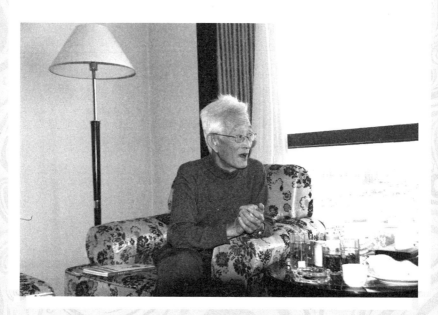

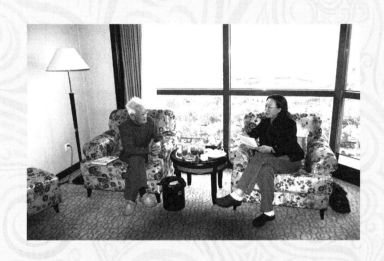

一访李可：人体阳气与疾病

（二〇〇七年）

"先天的阳气，元阳，所有病都是因为这个东西有
变了。不管你受了外界多大的干预，到你这个具体的人
身上，首先就表现在哪一部分（元气有变的地方）受损
伤。"

[起缘]
初见 "中医的脊梁"

初识李可，源于一位中医名家的赠书——《李可老中医急危重症疑难病经验专辑》。相赠时，他语重心长地告诉我，这是真正的中医大家，是邓铁涛赞誉的"中医的脊梁"。拿在手里，是一本平常的书，后来我知道，这本在行外人看来有些晦涩的书，却是行内人争相收藏的宝贝，因为书中记载了李可从医五十余年来治疗急重症及疑难症的经验，总结出了大量的经验方并写有详细的辨证过程，毫无保留。而书中关于他本人的介绍，却仅有一篇千字左右的自序。二十八年蒙冤，五十余年间奔走于穷山僻壤为村人看病，将成千上万急危重症病人从死亡边缘救回……坎坷的经历、大医的胸怀和传奇的人生，吸引我前往追寻，追寻李老的行踪，追寻这个谜一般的老中医。失望的是，通过各种渠道，历经将近一年的找寻，李老却仍行踪杳然——互联网上有关李可老中医的信息不过寥寥数语（编者按：目前已达十数万条），家中的电话打了无数次仍无人接听，除了李可曾任山西省灵石县中医院院长这一线索，没有其他信息。

或许，这位隐逸民间的大医在有意地回避传媒？或对主流保持着距离？

有一段时间，大家聚在一起，琢磨还有什么方法能够找到李老。也许是因为我们都太渴望有这样一位良医站出来为中医正名，也许是我们还庆幸世间仍存有这样淡泊名利的无私医者。总之，对李老的找寻变成了同仁们最牵心的大事。

终于，一年多后，电话那端长久以来的空鸣，奇迹般地转换成一位老人浑厚的声音……

2007 年 10 月 20 日，上午 10 点，北京西四环世纪金源大酒店。李老夹着香烟坐在靠窗的沙发上，正和两位求医者说话。光芒透过落地窗照得满室生辉，将李老和他人笼罩在光影中。

李可，面目清奇，瘦削，颧骨清晰可见，一双不大的眼睛，在稍显大的镜片后面透射出炯炯的光芒，衬着满头竖起的银发，显得倔强、有力；一件灰色毛衫，一条深蓝色牛仔裤，身形轻巧，看上去就不是一位普通的老人家。

秋阳饱满，落地窗隔开两个世界；李老的沉静恬淡与窗外的繁华喧嚣形成鲜明的对照。

武侠小说里，常常有"骨骼清奇者"是天生的武学奇材。李老若生在古代必是这样的奇材，他手指关节凸起，形若竹枝，右手食指、中指和无名指始终习惯性地微弯，成号脉状，就是这三根手指，五十多年来"聆听"了十几万病人的脉搏……

现代化家家吹空调　伤阳气人人亚健康

田　原：说到补养阳气，您觉得现代人的阳气普遍处于一种什么状态？

李　可：呃，这个问题是这样。我 2004 年的时候，根据邓老（邓铁涛）建议啊，在南方那几个省跑的比较多，几乎每年都来三四次，包括广州、广西的南宁等好些地方。主要就是帮刘力红和广东省中医院。我在那边每年呆几个月，后来是因为我病了才回来。我来南方以后，看过的病人大概有一千多人，这个里头有一个很特殊的现象，如果从中医的六淫来分类就是风、寒、暑、湿、燥、火，那么我所看的病人阳虚寒湿证的十之有八九，而阴虚火热证的百不见一二，一例都没有遇到过。

当时我就发现不仅是北方人阳虚啊，南方人阳虚的也特别多，而且南方人阳虚的几乎是百分之百，无一例外。南方气候特别热，一般人讲，有夏无冬，这么酷热的气候，人们在这样的一个气候竟然没有一个得火证、热斑点，或者阴虚证，这个事情让我非常惊诧，不理解。

田　原：阳虚的主要表现症状是什么？

李　可：表现症状就是怕冷。所以从那时候开始，我就注意观察南方人的生活习惯。就开始寻找根源，在我的观察当中发现：第一个问题就是南方人普遍都使用空调，经常开着，把空调开到十几度。外面大夏天，气温三十几度，一进到屋里，就像掉到了冰窟窿里头了，空调是现代科学的一个发明，若说它的利和弊，我看是弊多于利，这么一冷一热，每天经过好多次，出现很多人为的空调病。

田　原：您说到空调病，这可是时髦的病，被归为亚健康状态的一种。西医认为这种病的原因除了过冷的刺激还有两个原因：一个是空调房门窗都关着，负离子太少了，空气不"新鲜"所以发病；第二个原因是温差变化大，人的植物神经系统无法适应。您认为空调病从中医的角度怎么理解？

李 可：这个东西是这样，空调的发明破坏了我们几千年正常气候下的这种生活节奏。寒湿是伤人最厉害的外邪啊，我们人造的寒邪比那个自然界的寒邪还要厉害。

我们有好几千年就处在没有空调的状态下，生活得非常好。自从有空调出现以后，阴寒之气，它频频进入体内。比如今天我马上从这里出去了，外边是一团火，然后进入有空调的环境，马上就发冷，感觉穿一件衣服都不够用。就这样反复地把寒气一层一层地压在体内，这样的话就造成很多病。比如说头痛、慢性鼻炎、阴暑证。所谓阴暑证，就是暑天受寒得的一种病，它和暑热证不一样，看起来是暑天得的病，实际上是一种阴寒证。再有一种，就是常年难愈的感冒，青年妇女的痛经，产后病，婴儿在空调的环境下长大，最容易得哮喘病。这是我近几年在南方地区发现的，几乎是一个普遍规律，各地都有这种病人。

再有一种就是无缘无故泻肚，吃了东西加上吹空调，然后就又吐又泻。还有一种情况是高热不退，这个高热不退应该说是好事，因为呢，寒气进入人体以后，人体的阳气就要起来抗争，这样的话就发热。

田 原：发热其实是人体机能正常的表现？

李 可：对。它是从外面进去的，你让它从外面透发出去，这个病就好了。我们发热的时候，常常是吃西瓜、吃冰块，用大量的抗生素，把表面上的东西消下去，实际上这个寒气并没有出来，所以长期发热，甚至十多天都解决不了。而且经过这样的治疗以后，又留了病根了，一旦遇到一个同样的或者稍微适当的环境，他的病就又发作，这个（情况）很多；另外一种更普遍，身体虚弱的人，全身肌肉关节疼痛，而且这种疼痛带有一种抽搐的性质，这个就是中医说的寒主收引，就是说寒邪具有收缩、牵引、内敛之特性，感受到寒邪以后，阳气一时抵抗不了，它就收缩。

一个是空调对人的伤害，再一个就是南方人的生活习惯问题。因为在南方的话几乎就只有夏天，没有什么春、秋、冬啊。由于空气热，特别喜欢吃生冷的东西，他们常年的生活习惯就是喝冷饮，喝冰镇过的汽水、果汁，冲冷水澡。或者在睡觉的时候空调开得很大，睡着以后就受病了。

为什么南方人没有一个热证？而且大部分是属于阴证、寒证、湿证？这些是主要原因。

当然，用了这么长时间已经习惯了，而且这个空调，广东人那边没有也不行，那就把空调尽量摆得里面一些，把它调得温度高一点就行，调到你不至于热得够呛，但是也不至于冷得打颤，这样你的身体就不会造成伤害。或者开空调的时候，把窗户打开，有一点自然风就把寒风赶跑。

田原：但是北方人这些年随着兜里的钱越来越多，而且气候逐年变热，也有很多人开始用空调，北方人阳气的损伤应该也很厉害。

李可：南方人阳气的损伤比北方要大得多。

田原：为什么？

李可：就中医理论来讲，南方就是丙丁，属火啊，它就那种大气候。由于外界的这种热，再加上本身这个阳气不断释放，他里面就空虚了，在这种情况下，肯定损伤的阳气要比北方人多。这个时候你就应该经常保护这个阳气，不要让它释放过度。

田原：怎么保护，就是不要喝冷饮，不要洗冷水澡？

李可：除了这些以外，还有这个休息时间也要注意。大城市中的人，起居节奏不太好，有些违反了我们民族古代传下来的养生的要领、原则和方法。就是睡得非常晚。像什么过夜生活啊，整个生活都要集中在晚上12点以后，一弄弄到天亮才睡觉。人和自然界是同一步调，当太阳落山以后，在10点钟以前就应该入睡，阴阳颠倒，人的生活就不能和大自然同步了啊！那个时间正是人们胆经开始造血、清除体内垃圾的这么一个时间。如果这个时候不能入睡，没有充足的睡眠，深层的睡眠，那么体内的功能就发挥不好，这是一种情况。人体的生物钟功能同样会被改变，被破坏。

所以一开始在南方看到这种情况我也很奇怪，这么大热天为什么所有病人都阳虚呢？

田原：您刚才说的这种群体性的阳虚体质都是从脉象上看出来的？

李可：不仅脉象体现出来的，所有的证候，所有的病证都是这样。（笑）

田原：看到以后，您就开始思考这个问题？

李可：对。我所看过的病人，一开始我也解释不好，经过好长时间反思以后啊，最后我就找到这么几点，一个是错误的生活理念，错误的生活习惯；另一个就是南方搞中医的人啊，误以为他们处在南方，处在最热的地方，就应该补充一些凉的东西，其实是进一步伤害了阳气。现在的疾病总体情况都是这样，包括外国。我也看了好多外国人，都是这样。

所以我说这个阳虚的人十占八九，真正阴虚的百不见一。有些中医开方子的时候，思维也掉进了一个错误的圈子里，那就是滋阴降火，结果越降越糟，雪上加霜。而我所见的这些病没有一例不需要扶阳的。

田原：对于老百姓来讲，阳气只是个概念，摸不着也看不见。阳气的损伤从哪些方面，或者说从哪些身体状态的改变能够表现出来，让咱们心里有个底儿，知道，哦，我的阳气亏损了？您给我们讲讲啊？（笑）

李可：这个阳气是先天肾气，后天脾胃之气结合在一起的混元一气！很难分清哪个是中气哪个是先气。肾气又称元阳，命门真火，生命的根基和原动力。阳气损伤的后果非常严重。一个就是健康人，他还没有感觉到自己有病，但是他脸色一般是一种苍白灰暗的，不是非常红润。我们在各个机关、团体，特别是在饭店，看到的工作人员，长期在那种环境下生活，很多小青年儿，他的那个脸色非常不好看，但是并没有发病。

田原：用现代的话说就是亚健康了？

李可：呃，处于一种亚健康状态。再一个就是人的抵抗力下降，怕风、怕冷，特别容易感冒，或者食欲不好，或者拉肚子。再有就是妇女的月经病，产后病，老人的心肺病，和用这个空调都很有关系。

我曾经参与过西医ICU急危重症病人的抢救。我进去（ICU病房）以后，我都冷得受不了，那个心衰、或者是肺衰，或者是肾衰的病人，应该是最怕冷的，还放在那个低温条件下，更受不了。但这个东西也是没有办法，有规定。但是病人在这样的环境很不容易救活的。有些人我建议最好把空调调到26度以上，这是一个方法。再一个就是我告诉家属让病人赶快出院，这样的一个条件下那是事倍功半。

田原：说到寒证，有个中医本科学生跟我说，他在临床中，看到有些病人明明是一派寒象，但是问他是不是想喝热饮时，病人却告诉他想喝冷饮，然后他就晕了，分不清是热证还是寒证了，您给支个招儿？（笑）

李可：这个要看具体情况。阴寒内盛会出现假阳证，但喝了凉水进一步加重。这个东西，最难分辨，也最容易骗人。病人有假象，我们也作假，让病人熬好四逆汤放冰箱，让他觉得凉，实际上四逆汤过了中焦，就发挥热的作用，就是瞒天过海。（笑）

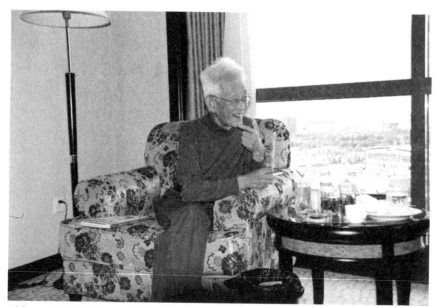

说起"瞒天过海"的小妙招，李老得意地笑了，这时候的老人家，童真地沉浸在与疾病游击战的快乐之中。

捍卫阳气不生病
纪念一代大医李可

田原：这招儿可够绝的。（笑）听您这么说，感觉我们面对的不是传统意义上的"病"，还真像面对一个货真价实的敌人了。

李可：疾病和人一样，它也非常狡猾。它表现出来的东西，不一定是它的正面，所以要想到深层的东西，想到背后的东西，这样才不会犯错误。有好多病人啊，大概有一百例以上，就是每到晚上睡觉的时候，他们的脚必须放在冰上才能睡着。这种情况好像是热得很厉害，其实是虚阳外越。这个就用四逆汤，把阳气引导回下焦，用两三副药就好了，好得非常快。如果辨证错了，反而散他的阳气，最后把阳气都散完了，那就死路一条。

我把这个病的东西做了一个总结，不管你的表里内外，四肢关节，五官九窍，五脏六腑，不管哪一个地方，只要阳气不到位那就是病。

我在南方看过一个山西公安部的记者，他来广州帮助省委整理抗战时期老一辈的英雄事迹。他在广州一共工作了三个月，回去以后大病三个月。他这个病是怎么得的呢？就是因为空调。因为在办公大家都习惯这个环境，但是他不习惯，受不了，又要坚持把这个东西写完，回去以后就大病一场。他病到什么程度？走三步路、五步路就得喘一口气。再一个就是吃东西非常少，而且吃多少拉多少。还有一种情况，怕风、怕冷，夏天去我那看病，穿棉衣、戴棉帽，还戴着口罩。他跟我讲，说不但受不了风，就是开一下门那一点风都受不了。可见空调这个东西伤害阳气的严重性。

像他这种情况，最后就把阴寒之气一层层挤压在人体三阴经最底层的地方，一时半会儿出不来。我给他治了一个半月才好。

中医里没有高血压　老中医点醒迷糊人

田原：您看上去挺硬朗，状态也非常好。李老今年有七十岁了吧？

李可：七十八岁了。不乐观，也是一大堆的毛病。（笑）

田原：是吗？看起来很健康，就是略瘦一些，俗语说：有钱难买老来瘦。

（笑）您一直都这么瘦吗？

李 可：从年青的时候就瘦，我就是这种体质。

田 原：您看病到现在有多少年了？

李 可：52年。

田 原：大半辈子都在看病呢。（笑）说起这次采访，我从去年初就开始给您家里打电话，一直打不通。后来打到山西省灵石中医院，也没有找到您。

李 可：我一般都不在。

田 原：刚才这个病人是哪儿的？

李 可：是北京郊区的。

田 原：他怎么知道您来北京了？

李 可：噢……他去过灵石，他夫人得了类风湿性关节炎，整个关节变形，人不能动了。

田 原：哦，特意到山西找您，您给看好了？

李 可：现在差不多，走路问题不大。

田 原：今天他来是给自己看病，还是给他夫人看病？

李 可：他领他妹妹来的。

田 原：也是风湿病？

李 可：不，属于那个肾性高血压。

田 原：我们在网上搜集到一些资料，知道您看心脏病和重症心衰病人疗效非常好。

李　可：这方面多一些。

田　原：刚才说肾性高血压，这样的病人，您也有把握？

李　可：呃，也不能说有把握，有一部分人能好，那是各种条件都具备了。

田　原：除去各种条件中的其他条件，您完全用中药来治疗吗？治疗很多这样的病人？

李　可：是啊，很多。

田　原：都好了？

李　可：呃，对，基本上都好了。

田　原：这样说的话，西医和中医看来最难治愈的高血压，对您来说倒是挺轻松的？

李　可：也不一定。这种病很复杂，因为它不是单纯的哪一部分的病，而是整体失调。所以中医治疗高血压一般不会单纯地从某个东西入手，因为血压这个概念在中医里没有啊（笑）。

田　原：在中医里没有血压这个概念，那么，和血压相对应的是什么，就是身体失调，阴阳失调？

李　可：呃，这种病，一般来讲都是先天阳虚，先天阳气不足，有好些遗传因素，然后再加上后天失调。

人的头部啊，是阳气汇聚的地方，所以过去《内经》讲：头为诸阳之汇。阳气就汇合在这个地方。这个高血压，为什么长时间治疗不好呢，就是因为浊阴啊，（它）窃踞了这个阳气的位置了。清阳不升，浊阴不降，和过去讲所谓"肝阳上亢"什么的，不是一回事。

田　原：我们不说西药降压的理念，就拿中成药来说，药店里治疗高血压的大多是针对"肝阳上亢"的。

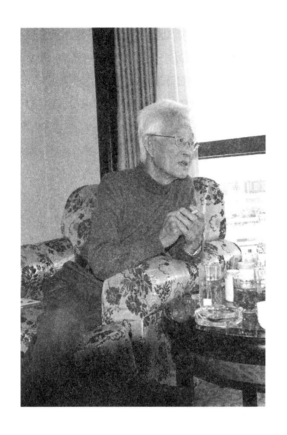

谈到人体里的浊阴如何"窃踞"清阳之位时，李可停下了手中的香烟，再一次强调"阳气到位"的重要性。

李 可：这个东西啊，越打压那个肝阳，这个病越顽固，越好不了。

田 原：看来您治疗高血压的理论和方法，和普遍认为的有些不同。是否您有一个更深的认识，而更全面地去捕捉它？

李 可：和别人不一样。我认为一般来讲属于三阴病，肝、脾、肾，就是这三经的阳气过于虚了，它应该占的这个位置被浊阴占据了，你把它（浊阴）给疏散了，扫除了，就行了。

田 原：要按您这么讲，治疗高血压太简单了！（笑）

李 可：（笑）情况也不一样，但大部分是这样。

田 原：您能给我们举一个例子吗？让我们看看治疗高血压是不是真的那么简单。（笑）

李 可：2000年秋天，我的一个年轻弟子，中医根底不深，学眼科的。他治了一个农村农妇20多年的高血压，她的丈夫是煤矿老板，有钱了在外边胡作非为，女的就生气，突然蛛网膜下腔大量出血，出血后不久，双眼什么也看不到了。这种暴盲，按照六经辨证，属于寒邪直中少阴。当时用的麻黄附子细辛汤，出了大汗，血压就好了，第二天人就醒过来了，眼睛可以看到人影，脑水肿减轻，小便也多了。之后近十年的时间，一直血压稳定，一劳永逸。这个在我的书里有，那个书印刷时印错了，印成我的病案了。但是这个他也没想到有这么好的效果，也解释不了。

田 原：这事儿是挺奇怪的（笑），麻黄、细辛、附子按照现在的医学观点，是升高血压的，为什么到了您这儿反正能治愈高血压，而且是治了一例20多年的高血压？

李 可：现在有这样一个误区，麻桂主升散，血压高、脸红好像也是升散，因为有这样的关系，血压高就只懂得平肝潜阳，镇肝熄风！不知道辛温的东西可以起效，麻桂还有这么好的效果。

田 原：本来血压就高了，还用貌似升压的药，李老，您的方法再一次被很多人不理解了。（笑）

李 可：血压为什么高？实际上就是机体有阻滞。机体是非常奥妙的，因为有阻滞，需要高的压力，才能够供养末端，这是个物理的道理。一般的药到不了末端。如果用西医的方法终身服药，末端呢，又不断向机体发放指令，我这边不够吃了，赶快给我送吃的，这个指令始终存在，所以药要不停地用，你高一点儿我就给你压下来，使机体末端始终处于缺血的状态。用了麻桂以后，出了一身的汗，这个病就好了。

田 原：给了它助力，使血液冲在末端，压力自然就不需要存在了？

李 可：呃。卢火神曾经也讲过：扶阳就是两个，宣通和温补。用麻桂就是宣通，把阻滞拿掉，不需要那么高的压力就可以灌溉了。在南通开中医会议的时候我写过一篇文章，《从麻黄汤治愈蛛网膜下腔出血并发暴盲引发的思考》，扼要地讲了讲关于麻黄、桂枝、附子在高血压中能用不能用，用了会有什么后果的问题。把大家的疑惑破解掉，如果这个解决不好，以后谁也不敢用。

人体内阳气是将军　十胖人九个是虚证

田原：您提到的卢火神，我之前也有所了解，是四川的一位医家，他看病的时候也是先扶正病人的阳气。

李可：呃，他那个年代更久远，传到卢崇汉的时候已经是第四代了。

田原：每个中医都有自己的流派与理念，有从脾论治的，有从肝论治的，等等，很少听说从阳气入手。听起来倒像一个总则。所谓阴阳平衡。

李可：这是个总体啊。中医上讲的阴阳啊，其实是浑然一体，互相融合的，不能说这边儿就是阳，那边儿就是阴。人的元气也是一样，从出生时，他的元气就是浑然一体的，但是因为先天的东西和后天的东西又有所区别，而且两者互为其根。比如说脾胃是后天之本，而且根据五行的理论，脾属土，土能够生万物，其他四行（脏腑）啊都受它的灌溉，如果在中间这块出了毛病啊，脾胃不能够健运，那五脏就失养了，最后还要归结到后天之伤，损及先天之阳，动摇了生命的根基。

所以现在的病啊，首先就是脾胃先受伤——吃喝大量的生冷食物、饮料，生活不节制，房事过多；还有就是生活过于劳累，思想比较复杂，或者压力大等等，中医说：思伤脾啊，所以这个人首先就不想吃东西，消瘦，然后从这个地方开始，演变出多种疾病，像糖尿病、高血压……都是这么来的。

田原：如果按您说的思虑过多伤及脾脏，就不想吃东西，会消瘦。但是为什么很多胖人也脾虚，这种情况怎么理解？

李 可：胖也是虚胖，十个胖子九个虚啊（笑），越胖的人越怕冷啊。他胖是因为有多余的废物积聚在体内啊，就是湿滞啊。

田 原：您刚才说阳虚之人十之八九，为什么现在治疗阴虚的"六味地黄丸"卖得那么好？而且很多医生，不管中医还是西医，都特别喜欢开"六味地黄丸"。

李 可：这个中医啊，从金元以后，逐渐的，有些个分支，就走向歧路，其中走得最远的是朱丹溪。他当时创造了一个理论，叫"阳常有余，阴常不足"，实际上是谬论，他首先就把《内经》的宗旨给背离了。现在啊，我们好多大夫看病啊，都是根据他这个理论来的。（笑）

田 原：但是也有临床疗效啊。

李 可：各人经验不同。滋阴降火这个东西啊，所谓的现代派，也就是西化以后的中医这种流派啊，用的纯粹就是这个东西，所以常常适得其反。所以我们现在治病治的是啥？首先就要补救长期服用阴寒的药物损伤了的正气，我们得先治疗这个。

田 原：中医有句话叫"春夏养阳"，如果说您和卢火神治病的时候都是从阳论治，那可不可以理解为，在春夏两个季节把阳气"养"足了，很多病就不会发生了？

李 可：《内经》里面有"春夏养阳"这么个提法，这个春夏养阳的养生方法，对于避免很多的疾病有效。这是古代几千年实践得出来的一个非常正确的结论。

我们中医讲究治未病，治未病并不是说治那个没有病的人，而是在疾病还没有发生的时候就遏制它。因为人是自然界大气所生万物的其中一种，人的身体和自然界是同步的。自然界的规律是春温夏热，秋凉冬寒，所有的动、植物都要遵循这个规律。

那么冬天，积蓄了大量的能量以后，到来年开春，阳气慢慢升华，这个时候冬天的动物也醒来了，一些植物开始慢慢生长、萌芽、发育，这是一个阶段。然后到了夏天，阳气又进一步生发。所以春天和夏天，耗费的阳气最多。人的生命，以及动、植物的生命，也是依据这样一种情况生长、发展，也要消耗很多阳气，所以在这个时候特别要强调养阳了，要不断地补充、保护阳气，就是因为阳气消耗特别大，你不要再伤害它。其实阳气这个东西，不仅是春夏要养阳，一年四季任何时候你都不要伤害它。

田　原：我感觉您特别强调阳气的作用，但是一般人都认为，一个健康的人，阴阳要平衡。

李　可：这个观念不完全对。为什么呢？从《内经》开始，从《易经》开始，就特别强调：人的阳气乃是生命的根基。阴这个东西，阴是包括你人体的所有器官，你所吃进去的食物，各种营养成份，这些东西是属于阴的。那个阳气是居于统帅地位的，是一个主导。所以阴的东西，都是在阳的统率下，绝对不是半斤八两，平起平坐，阴阳平和。这个阴阳平和是指这个阳气主导下的阴阳平和。

《内经》有几句话，一个是"阴平阳秘，精神乃固"，还有一句"凡阴阳之要，阳密乃固"。阴气和阳气的重要性在哪呢？阳秘，当你的阳气处在一个固秘（饱满）的状态下的时候，才能达到阴平阳秘。另外《内经》有许多重要观点，比如说"阳气者若天与日，失其所则折寿而不彰"，折寿就是短命啊。易经也讲：大哉乾元，万物资始！通俗讲：有了太阳才有了生命，阳气就是人身的太阳……

田　原：俗话说万物生长靠太阳。（笑）

李　可：没有阳气就没有生命。从养生治病的经历来看：阳萎则病，阳衰则危，阳亡则死；所以救阳，护阳，温阳，养阳，通阳，一刻不可忘；治病用药切切不可伤阳。所以古人云：万病不治求之于肾。求之于肾就是救阳气。

举一个例子：一个人在各个不同的生命阶段表现也不一样，小孩儿时候，当然是阳气旺盛；生长发育到成年以后的话，所谓阴阳平衡，就是处在一种健康的状态；但是，到老年以后，无缘无故地流鼻涕、流口水、流眼泪，或者是小便憋不住，尿频，这些都是因为人在老年以后，阳气衰弱，阳气失去统帅作用。

很多老年人在危险期的时候，特别是像一些冠心病、风湿性心脏病，肺心病，或者其他的并发急性心衰，只有一条办法，就是救阳，方法就是补充阳气，保护阳气。要特别看中这一点。阳气救回来了，这个人就活过来了。这个东西就好像水龙头的开关一样，它的阀门、螺丝逐渐地变松，要把它拧好。我记得读《傅青主女科》时，有一段话，治疗大出血之后怎么样来挽救，原话是"已亡之阴难以骤生，未亡之气所当急固"，大出血之后，损失的血虽然不能马上生出来，但是一旦阴损及阳，阳气一散，这个人生命就终结了。你看他虽然病的非常厉害，只要有一丝阳气不散，这个就可以救。所以在看病的时候有个格言：生死关头救阳为急。

田 原：您从行医到现在，看过的病人有个大概的数据吗？

李 可：哎呀，总有 10 多万吧。

田 原：冒昧问您一句，有效率能有多少？

李 可：一般的都有效。

田 原：在您这 10 多万病人中，重症心衰的病人占多数？

李 可：我主要就是治疗这个病。

田 原：您收治的重症心衰病人到了什么程度？

李 可：就是西医判断这个人绝对活不了了，嘱咐家属准备后事，大多发了病危通知书。像这种情况居多数，大部分人都是这样。

田 原：这些病人被送到您这儿的时候，都是什么状态？

李 可：大部分都昏迷了，找不到脉搏，量不到血压，有的还剩下一点呼吸，全身冰凉，就剩胸部心脏这一块还有一点温度……其实这种病人救过来的速度最快，吃上药马上就好。

田　原：为什么？

李　可：就像打仗一样啊，因为他的矛盾集中啊。反而那种半死不活，说好不好，说坏不坏的情况费的时间很长。其实越是重症，中医抢救的速度、抢救的效果越好，在这个领域肯定强过现代医学。

田　原：通常情况下，像您说的这种重症心衰病人，应该是全身衰竭，并且伴有很多合并症了吧？

李　可：对，各种各样的病，到最后就走到这一步了。

阳气虚结块成肿瘤　急化疗病人丢性命

田　原：李老，您认为肿瘤病人能抢救过来吗？

李　可：呃，一样。但是，心衰可以抢救过来，肿瘤呢，因为它这个五脏的损伤过大，有的吧，可以救活；有的就算抢救过来了，不久也就死去了，因为他使用中药太晚了。在肿瘤早期还差不多。不只肿瘤，好多病都不是马上就得的啊，往往发现的时候，整个五脏气血都损伤得很严重。

肿瘤这个东西最早产生的是阳虚，阳气虚了以后，慢慢就结成小块儿，然后逐渐长大，成为一个影响人生命的东西，所以我治疗肿瘤的时候，找原点，还是在阳气上下工夫。首先保住这个病人的阳气，不要让他继续再消耗，然后想办法把这个东西慢慢缩小，使这个病人暂时和肿瘤共存，然后等到它那个阳气旺了，就可以攻下，把这个肿瘤打败。所以呢，这个肿瘤呢，需要很长时间调理。但是肿瘤病人只要不犯错误，不要做这个放疗、化疗，生命一般都可以延长好多年。

田　原：单纯的心衰病人您就可以使他起死回生？

李　可：嗯，那个快。

田原：您认为肿瘤病人做放、化疗是错误的？

李可：现在国外西医这个高层啊，对放、化疗这个问题啊，都开始反思了。我记得，去年《参考消息》登过这么一个消息：美国做过一个试验，什么试验呢？给一部分六十五岁到八十岁这个年龄段正常死亡的老人做尸体解剖，解剖的结果是，这些人全部都有肿瘤，有的肿瘤有拳头那么大，十公分左右。

但是本人在生前没有什么感觉，一直到死都没发现自己长了肿瘤。这个说明啥问题啊？说明肿瘤可以和人共存，只要你不惊扰它，它也不能危害你，你越是对它采取一些措施——放疗了，化疗了，手术了……反而使它很快就扩散。

为什么肿瘤病人经过手术或者放、化疗之后，肿瘤很快就扩散？是什么道理？他们（美国人）从那个微观的角度啊，找了一下最基本的原因。研究结果呢，就是这几种方法刺激人体以后啊，病人体内生长了一种叫异常生长因子二号的东西。这个东西一旦抬头，肿瘤就通过淋巴系统、血液系统等各个系统向全身扩散，所以国外基本上都不主张做放疗、化疗了。

有一位很著名的美国大夫，他生前啊，留下一部书，他在书中就反思啊，说我们动手术的这些病人啊，有百分之七十其实可以不动手术，也不应该动手术的。

田原：说明西方医学逐渐认识到了自身的不足。

李可：美国对中医的研究啊，也不像我们现在这么表面。国内还是说的多，做的少。（笑）去年有个统计，在建国初期的时候，在册的，能看病的中医有二十七万六千人，到了2004年国庆前的时候就只剩下二十七万人，就短了六千人，这才多少年啊？你看我们国家办了那么多中医学院，这么些年下来，每所中医学院最起码应该培养一万人了吧？那就应该增加三十多万，这是最保守的估计。可是最后不但没有增加，反倒少了六千人。好些个大学毕业的中医学生找不到出路，最后都改行学西医了，这样的人多得很啊。这就说明我们这个教育体制是失败的。

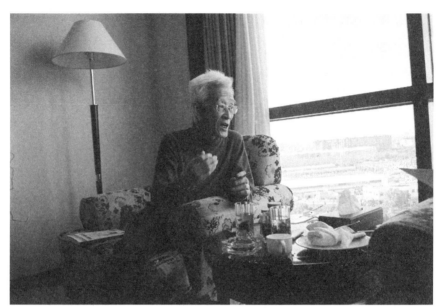

在人们所熟知的医术外，李可之所以为"中医的脊梁"，还缘于他对中医的一腔赤子心怀，捍卫中医之根，敢于直言，无私无畏。

中医西化先做CT　大毒之药反救性命

田　原：目前我们的中医院校是五年制，两年半学中医，两年半学西医，学生一进校门，就得学习两种思维范式。学生年纪又小，两种思维放在一起，被拉锯一样扯来扯去，很多孩子迷茫、甚至痛苦不堪。最后可能就是哪条路走得顺，哪条路有"钱"途，就奔哪条了。

李　可：这和中医全盘西化有很大关系，现在我们全国所有镇以上的医院，凡有中医的，都要被西化。病人来了，他啊首先让你去做CT，做化验，他也跟西医一样凭这个化验单来看病，中医那套东西都忘了，不会用了。

田　原：说到中医要不要西化的问题，李老您是最有说服力的，您在灵石县人民医院中医科的时候，几乎所有需要抢救的病人都往中医科急送，堪为奇观。当时是一个什么样的情况？

李 可：对。那是我在县医院中医科的时候。1979年到1983年。那时候，我正在研究中医的急症治疗，研究怎么样把垂死的病人很快救过来。我是从六十年代初开始研究中医急症的，1979年调入人民医院之后，这套东西就比较成熟了。所以到县级医院里的这些急性心衰的、呼吸衰竭的，或者各种原因引起的重症休克、垂死的这种病人一般都是中医插手，西医主动就邀请中医来协作他们解决这些问题，最后他们就发现，中医用的这些方法不但是见效快，而且救过来以后很稳定，花的钱连他们的十分之一都不到，有时候就百分之五六。

田 原：您用的什么方法？喝药、针灸、灌肠……都有吗？

李 可：急救的时候用针灸，主要用中药，很少使用灌肠。

田 原：在大多数人心中，包括我自己都有这样的想法，中医预防还未发作的病很厉害，也就是老百姓讲的养生，甚至很多"名医"、西医也建议用中医养生，比如心梗，在冠心病阶段注意保养，一旦发生心梗，性命攸关了，都认为即使张仲景、华佗在世，也救不了，很多"名中医"都建议赶紧送协和、上呼吸机、打强心针。但是见了您，听了您那么多起死回生的病例，我才突然感觉，太小看中医了，他是真的能逆转生死的。

李 可：中医现在逐渐衰弱了。其实中医能治疗各种急重症，过去的书里都讲过。我在农村，看到很多农民，生活各方面困难，有病都拖着，一发病就是九死一生，不救就死了。在晋中地区（的病人）就比较重视，急诊都找中医，西医发了病危通知书，不抬回家就火化，我们那里的人特别怕火化。有个老师姓颜，在高原地区工作几十年，得了心脏病，每年平均半年住在医院。1995年3月份，他再次发生心衰，当地最高水平的西医认为没有希望，家属不死心，抬出来后，我开始插手治疗，三剂破格救心汤，600克附子，三天后，能下炕了。

因为他没有儿女，很悲观，好了之后，我告诉他方子，让他配药调养，他也没有做，隔了三年，一次重感冒，我没在家，没救回来，本来可以活很长时间。

田 原：在您抢救的过程中有底线吗？

李 可：我也不知道，尽量努力就是。有一个病人，是个高大的农民，没钱，吃饭都够呛，得了心肌炎也没有钱治，心脏巨大，压迫了整个胸腔。住进我弟子开的医院，病人嘴唇黑，脸上有雾气，脉搏快，喘，根本不能动。住进来以后，200 克附子加麝香，隔一个小时加 200 克，加到 750 克附子，4 天后醒了。医药费一千多元，我告诉弟子免了他的药费，如果他有钱长期吃培元固本，是可以带病延年的。

田 原：附子本来是世人眼中的毒药，但是到了您的手里，把它变成了神药。

李 可：这个东西啊，我离休以后，花了几年时间反思了一下，写了个文章，都在我那本书里边儿，我把他们都系统地做以总结，就是当时怎么想的，怎么做的，有些问题是怎么发现的，怎么扭转的。

那时我就发现中医最大的弊病就是中西医结合。现在他们说这方面还取得了很大成就，如何长短……

其实中医本来就有一整套的急救的方法。你说《伤寒论》是怎么来的，那就是在大型瘟疫当中总结的成功经验，什么情况下，用什么方法……这些都讲得非常清楚，但为啥后来中医能掌握这些方法的人很少了？就是从鸦片战争以后，西方帝国主义看中了这个大市场，要让他们的医药来占领这个市场。这是个大买卖，发大财的事儿啊。我说在这种境况下，中医的生命力就逐渐被消磨，最后……（沉默）

田 原：中医各流派的说法太多了，您入门时没有师传，就靠大量阅读中医书籍来学习中医，对您的思路影响最大的是哪部书？

李 可：那个情况就很复杂了。我学中医是自学，特殊机缘走上这条路，根底浅。我 23 岁自学中医，6 年以后记了些方，那个时候没有鉴别能力啊，囫囵吞枣先咽下去再说。治病的时候也只会对号入座，有时效果不好也闹不清什么回事。请教老中医，他们告诉我，中医的出路在《伤寒论》，于是我就开始自学《伤寒论》。

不过呢，那个时候对我影响最大的是天津的左季云老人。我在基层第一线从事中医工作 52 年，青年时代，通过读左季云《伤寒论类方汇参》，从中得以见到一些他所引用的清末火神派始祖郑钦安的一些观点，以及一些思路精华，血液元阳为生命之本的观点。他那个著作里头啊，关于"四逆汤"的论述非常好。所以我当时就接受了他的一些重要观点。他这个书啊，就是用方类证的方法，研究《伤寒论》的一部著作。这在古代研究《伤寒论》的学派里边也是很大的一派。

他这种方法很简单，把性质相同，但是又有许多细微差别的方子啊归纳在一起，然后再辨别具体方子应该怎么用。比如说，发热恶寒，脉浮紧，这不是"太阳"病吗？"太阳"病的这个证，就是"麻黄汤"的适应证，只要你记住"麻黄汤"的这个主证，你就可以用"麻黄汤"这个方子。

田 原：看了《伤寒论类方汇参》就找着窍门儿了。（笑）

李 可：这个问题是这样，我从学方开始，麻黄汤系列，麻黄附子汤，麻桂各半汤，小青龙汤，大青龙汤，好些东西似懂非懂，但病情是不断改变的，就不能拿着方子套人。现在呢，各种各样的病放在六经中去考虑，妇科、儿科都是这样，进步一点了。（笑）

学医切忌死记硬背　滋阴降火性命不保

田 原：您看的书跟大多数学中医的人都不一样？

李 可：一般初学中医的人啊，就是先学一些历代遗留下来的方剂，背些"汤头歌"什么的。我没有师传，没有这个过程，没有说要把哪些东西背得滚瓜烂熟的。假使我有老师，他也会规定我背这些。这些个书里头呢，当然是有一些有效的东西，但也有一些个错误的东西，当你把它们普遍接受下来以后，你在临床上就要自己摸索，有很多都是碰得头破血流才悟出来，哪个方子好用，哪个方子绝对不能用，都得有这么一个过程。初学中医的人有一个通病，就是头痛医头，足痛医足，不能整体辨证，用死方子去套活的病人，"对号入座"，十有八九相反。

比如我曾经治疗过这么一个肺结核病人，双肺已经空洞了。他连续发烧一个月了，每天都烧到三十八度、三十八度五，然后出一身大汗，平稳一下，第二天又是那样……我们山西太原的结核病院就给他下了诊断，说这个病不能治了，你们回去准备后事吧。

这是我曾经治疗过的一个病人，用的就是朱丹溪的理论——滋阴降火。他就认为这个痨瘵，"痨"就是现在讲的肺结核，古代管这种病就叫做痨瘵，这种病首先它是损伤脾气、胃气，然后耗散元阳，所以病人会不断地发热。朱丹溪就认为这种病应该补"水"，把那个"火"扑灭了。病人烧到这种程度了，按照他的理论，应该添一些"水"，滋阴啊，水火不就相对平衡了吗？古代治疗这种病用的都是这个办法，主要是滋阴降火。

当时我用的方子是"青蒿鳖甲汤"，治疗所谓"骨蒸潮热"，意思是那个热是从骨头里面出来的，热哄哄的，老退不了。结果吃了这个药以后，这个人到后半夜就感觉气喘，就来不了气儿。我跟病人的弟弟比较熟，连夜过去看他的情况，我一看，坏了。

田 原：方子用错了？

李 可：这个方子肯定错了！这个病人马上就亡阳，上不来气了，他那个气是有出无入啊。当时他家里生活条件比较好，家里有红参，就把红参打碎，赶快煮汤一口一口喂他，初步稳定一下；然后，我就给他开那个"四逆汤"，先救阳；最后再用"参附龙牡救逆汤"，一下子潮热退掉了，把他救过来了。之后一直到他临死，有四个月的时间没有发热。这个在历史上是没有的，一例都没有，因为肺结核发热是最难消除的。

田 原：虽然退热了，命还是没有保住。

李 可：因为他是双肺空洞啊，全身衰竭，所以最后还是死了。

我那个书里头也写到这个问题，那是我最痛苦的一个经历。打那以后我就再也不用滋阴降火的这些东西了。其实这个过程就把胃气进一步地损伤了，最后连元气也保不住了，就是死亡。所以用这种方法治疗肺结核，一个也好不了。

我那个书里头有一个专门的章节就是谈这个问题的。从朱丹溪创立了这个学说，一直到近代很多人沿用他的东西，造成的祸害非常严重。

因为他是个名人，金元四大家之一，在中医历史上有很高地位的。你现在来批判他，就牵连到他这一派的好些个传人啊。所以（笑）……

田 原：（笑）传人很多吗？

李 可：很多，多数是朱丹溪派的。

田 原：您怎么认识这个滋阴降火？

李 可：但自从那次以后，我就认识到所谓的热，那是一种"相火离位，土不伏火，元阳虚弱"，这么一种外散的表现。你从这个角度去敛他，就把他敛住了。但是如果不在生死关头你也体会不到这一点。所以说这个过程你没有亲身经历啊，就不可能去鉴别历史传承下来的几十万张中医方子中，哪些正确，哪些不正确。

田 原：像您所说，毕竟要在生死关头，这样的机会不一定每一个医者都有啊。

李 可：所以说彭子益的著作就有这么个好处，你可以用他的那个观点，来考察历史上这些流派，和这些流派的主要论点，他们使用的一些方法，可以进行很明确的鉴别。他的功劳就在这。他把中医的精髓继承下来了，而且保存下来，以供我们以后每一代人都沿着他这个路子发掘，发展。这样中医才有希望。

田 原：的确，读书是易事，思索是难事，两者缺一，便全无用处。（笑）也听到很多中医院校里的学生们抱怨，读一本好书很不容易，更不用说思考了。

李　可：最好的中医教材是啥？绝不是统编的这套东西，而是有个北京光明中医函授大学，他们的教材都是吕炳奎主编的，那是最正宗的。那些个教材把中医的基本体系都贯穿下来了。虽然也有一些应付时代的东西，比如说西医的解剖学他也编进去了，还有西医的生理病理学什么的他们也讲讲。但主要还是以四大经典《黄帝内经》、《神农本草》、《伤寒杂病论》和《温病学》为主。

田　原：西医解剖现在还是中医院校学生的必修课，而且很多中医院校都开始模仿西医的立项、实验，把中药打到老鼠、兔子身上，去看结果、看成分。

李　可：那都没有用！中医绝对不会从什么动物实验中得出什么高招来，那完全是徒劳，完全没有用！活着的人，不但是和那些个小动物不同，而且一百个人有一百种模式。绝对不可能像西医的那种，研究一种药，大家都能吃，中医没有这个。

田　原：西医是想追求通用方吧，用一种药就能治大多数人的类似的病。

李　可：那完全不可能。现在这个西医他也认识到了，就是人是有个体特异性的，这个就是我们中医辨证论治的基本点。他们非常重视这个东西，现在他也正在向这条路上走。

田　原：这些观点您以前谈过吗？

李　可：没有，这些东西太刺耳。大家心知肚明，就是不愿意放到台面上。安于现状，自欺欺人！

田　原：会引起人们更多的思考。

李　可：去年新华社西安分社对我做了一次电话采访，和我谈了大概有两个小时，因为这个人他很有意思，所以我无话不谈。最后他发表的时候，就光剩下了干巴巴那么几条，就是李可建议啊，国家应迅速设立中医部，以挽救中医，然后具体的东西就不见下文了。

诸病皆是元气受损　生死关头救阳为急

田　原：您曾经遍访山西全境、南北七省，搜集清末民国年间彭子益的《圆运动的古中医学》，认为这本遗书是近百年中医史上的一座丰碑，为什么？您认为汉唐以前的古中医与现代中医学的主要区别是什么？

李　可：所谓的古中医学其实都是汉朝以前的中医学。汉唐以后由于好些人误解里面的主要观点，所以中医就走向了歧路。近现代的、西化以后的中医，都有好多错误的看法。

这个问题最早发现的人是谁啊？就是彭子益。彭子的理论源自于河图洛书五行理论，到他逝世前发展为圆运动的古中医学，他在伤寒理论编进一步指出五行中土为中心，运中土可以溉四维，带动中气升降源源不断地供应五脏，以生命的活力，火可以生土，假使脾胃病用本药治疗无效，就要益火之源以生土。先天阳气是属火，命门之火叫阳根，阳根一拔，生命之无延，就没办法延续了。彭子还明确指出，中医的医易结合，伤寒论的全部奥秘，都在一个河图里体现了，一个河图的道理包括了中医所有的道理。他在1947年到1949年，临终前的一两年，将他一生的经验，写成了这本《圆运动的古中医学》。就把这个从《内经》、《易经》、《伤寒杂病论》所有的古代中医学的研究，全部继承了下来。这个书和我们现在的中医学院的教材完全是两回事。他和近代的中西汇通的观点完全不一样，那和中西结合派的观念就更不一样，它是真正古代的中医学。

彭子益的基本观点就是所有病都是本气致病。什么叫本气啊？本气就是元气，就是我刚才说过的混元之气。就是人在生下来以后，脾和胃中间升降所产生的中气，中气为后天之本，是生命的支柱，12经（也就是五脏六腑）的经气好像轮子，中气的升降带动了12经气的旋转，于是生命运动不停，当升则升，当降则降，是为无病，一旦中气受伤，升降乖乱，就是病；中气又是五脏的后勤部，假如没有这个中气维持、不断地供养，五脏就无以所养，最后阳气就无法生存。

先天的阳气，元阳，所有病都是因为这个东西有变了。不管你受了外界多大的干预，到你这个具体的人身上，首先就表现在哪一部分（元气有变的地方）受损伤。中医治病就是以本气为主，以人为本。不管任何病，本气强的，受邪从阳化热、化实；本气虚的，从阴化寒、化虚。

就算有些病是受外因的伤害，但是很多年都搞不清楚是哪有外邪，或者是哪一种外邪伤害了元气，最后归结到他目前的证候啊，首先建立、巩固他的后天。脾胃为后天之本啊，五脏皆禀气于胃，"有胃气则生，无胃气则死"，通俗地讲就是你首先让他吃得下饭，他才有抵抗力。

再一个就是肾气，脾肾为人身两本，治病要以顾护两本为第一要义。

古人有个形象的比喻，脾胃如釜，就是把脾胃比作是灶台上的锅，肾气为釜底之火，肾气就是肾阳，就是锅下的火，锅里面有各种各样的食物和水，火力不够，这个水和食物怎么样才能熟得了？所以到最关键的时候，要照顾锅底之火。保护少阴经的那个元阳，元气不要走散。

脾属土，凡是脾胃病，假使理中不效，速用四逆。四逆汤是回阳的，补肾阳，所以就是补火生土！中气伤犹可救，肾气伤，彭子益叫做：拔阳根，从根拔起，生命终结！

治病的大法主要就是这么两点。

田　原：就是您常说的"生死关头，救阳为急"。这句话现在网上火得不得了，成了您的经典语录了。（笑）

李　可：这也算是一个基本的大法。反正你不管它什么病，只要危及生命了，就赶快把阳气先救回来，别让它跑散。但是意外的情况，比如说肿瘤病人，大量地用抗生素，又做过放疗、化疗……放、化疗对人体的摧残很厉害的，做过以后喝水都要吐啊，更别说吃东西了。

这样的人要先救他的胃气，等什么时候胃气恢复一点，你再治病。所以我们现在就是在给一些错误的医疗方法擦屁股，这个费了我们很大的劲，几乎每一个病人都有这么个过程。

田　原：追随古人的脚步给了您自信，所以您曾说："古中医学派，必将逐一攻克世界十大医学难题中之心、肺、肾三衰、肿瘤等奇难重危急症！"

李 可：有些个西医曾经对我提出过这样的问题，他们对我说：你们空谈什么治未病，就像遮羞布，一个挡箭牌，我们束手无策的疾病，你们也没有什么高招。我就对他们说，我说同志，你们错了，因为你们不懂中医三千年的历史，现在所说的十大医学难题，包括心脏器质性病变，癌症，脑血管病（包括高血压一系列症状），肺结核，糖尿病系列病症，免疫缺陷病，血液病，慢性肾衰，运动神经元疾病，艾滋病！这些个病西方医学界在本世纪初就提出来了，他们经过100年的奋斗，也没有成功，要我说基本失败了。但在中国来讲，这些病并不是现在才有，而是自古有之。早在张仲景的时代、孙思邈的时代，对其中的一些重要的、威胁人类健康的难题，已经做了比较好的解决，这个距今已经2000年左右。

但是由于历史的原因，中医的传承发生了断层，很多宝贵的医学遗产没有能够继承下来啊。

特别是近百年来，中医处在四面围剿的困境中，为了寻找出路，最早选择了中西会通，拿我们民族的东西、拿东方的东西向西方靠拢！然后进一步搞科学化、现代化，最后结果只能是自我毁灭。这些情况大家可以说是有目共睹的。

那么中医复兴的路在什么地方？我说不是现代，而是2000年前的古代，不是西方，而是东方，中医的生命的灵魂是中华文化智慧的结晶，走易经与内经结合的路（而绝对不是中西医结合）。是伤寒杂病论，医圣张仲景创立六经辨证一整套的理法方药，统病于六经之内而囊括百法，是攻克世界医学难题的一把金钥匙！

偶下重药起死回生　中药奇效全在剂量

田 原：中医的很多宝贝在历史长河中被冲刷，被修改了。这也是您遵循古中医学的原因之一？

李　可：所谓的古中医学，应该是汉唐以前的中医学。汉唐以后出现了金元四大家，这个时候中医就开始走向偏颇了。到了明清以后，李时珍那个年代，人们连药方的剂量都搞错了。

李时珍写那个《本草纲目》的时候啊，搜集了很多民间的验方，但是他那个方子有个什么特点？上面都没有剂量，拿不准该放多少，他那个年代的度量跟汉代的又有很大区别，好多的剂量都很大。究竟在临床实践当中会出现什么问题，他也拿不准，那怎么办？就"古之一两，今用一钱可矣"。就是古代要用一两的药物，现代把它用到一钱就可以了，十分之一。

这样的话，《伤寒论》也缴械了。《伤寒论》本来很厉害的，就像是一位勇猛的将军一样，张仲景当时就明确了利用附子的毒性，生附子一枚破八片，有毒，破开后煮的效果要大得多，阳气衰亡时，附子毒性就是救命仙丹。但是这个将军现在没有刀也没有剑，近代光看到毒性，没有往更深的层次去思考，力量肯定就弱了。剂量就是《伤寒论》的刀剑。

在60年代的时候，我在实践中就发现，教科书里头那些古代的方子有个很奇怪的问题：就是很有效的一个方子没有剂量，你得自个儿去琢磨。

田　原：这可怎么办，连做医生的都得摸石头过河了。您开的方子药量都很大，如果按拳击来说，属于重量级的（笑）。您是怎么发现剂量的秘密的？

李　可：我怎么样能发现呢？有一次，一个老太太，病得很厉害，医院下了病危通知，让抬回家准备后事。她儿子和我是朋友，就找我去看。我一看四肢冰冷，脉搏非常微弱，血压测不到。当时开了方子，用了一两半的附子，总共开了三剂药！我说你回去以后给老太太煮上吃，如果吃了药后体温上来了，就有效，你就再来找我。

结果第二天他就来找我，说我妈情况很好，不但能够坐起来，还吃了很多东西，还张罗要下地帮儿媳妇做点家务活。我说不对！我昨天给你开了三剂药，怎么一天就吃完了？他也摸不着头脑了，就回去跟他媳妇说，原来他媳妇一着急，三副药给熬在一块了（笑）。一副一两半，三副就是100多克啊，水又加少了，药熬的就剩下一点儿。他们就给老太太过一会儿喂一匙，喂了四十多分钟，药吃完了，老太太眼睛睁开了，第二天就下炕了。

这说明什么？说明药量问题是个关键问题。

后来到了 80 年代啊，我们国家考古，发现了一些个文物，其中就有东汉的度量衡器，叫"权"，"权"与《伤寒论》产生于同一个时代，是那个时代的度量标准，有液体的量法是升，有中药的量法——一斤是多少，一两是多少……还有好多钱匕，相当于现代的药匙，比如把中药碾成末以后，病人要买一钱药，一钱是多少呢？你就量那么一钱倒在买药的人手里边儿。

当时啊，上海有位教授，他就根据这个东西做了具体的研究，研究出一种新的计算方法，汉代的一两，就是《伤寒论》上写的一两啊，我们首先把它折算成 10 钱，1 钱为 3 克，也就是说 1 两为 30 克，如果少于这个量，就不能治大病！但现代人多直接乘以 15.625，认为 1 两为 15.625 克，正是 30 克的一半。

田 原：如果后来没有发现这种新的计算方法，大家可能还是无法理解，您怎么敢给病人用那么大的药量！（笑）看来您的眼光和胆量都是超前的。

李 可：那可不敢当（笑），我当时就是误打误撞。发现这个奥秘后，我就逐渐地查找历史上为什么发生断层。为什么《伤寒论》的方子有时候也治不了病了。查来查去，从李时珍开始，就都变成现在的小方子了，几钱几分的用，虽然也可以治好些个病，但我认为治不了大病，在重危急症领域起不了多少作用。

田 原：也就是说《伤寒论》的理论虽然非常精炼，但在用药的剂量上如果没有到位，治病的效果肯定会要大打折扣？

李 可：等于把那个方子肢解了，只剩一个空壳，它怎么能治病啊？所以我发现了这个东西以后，才开始用大剂量的附子给病人治病。那个很危险啊。

田 原：何止危险，超过药典规定的剂量那么多，已经犯法了。（笑）

李 可：（笑）对啊，药典上规定最高剂量 9 克……

刘力红率众尝毒药　抓方子公安先签字

田原：您开附子，最多的时候开过多少克？

李可：用量不等，反正一般心衰重症的病人，基础剂量得 200 克。抢救急重症啊，就得加大用量，这个东西啊，一下还说不透。

田原：只是基础用量就用到 200 克，可能有的病人还要用的更多，半斤甚至一斤都有可能用上？（笑）

李可：那个很少。

田原：《神农本草经》上说："附子，味辛温有毒。"现代实验研究又表明 15 克附子可以毒死一头牛，您基础用量就要 200 克了！但临床实践证明：对重症病人立了奇功。（笑）

李可：我们行内的人啊，因为受了西医药理研究的影响，认为附子有大毒。虽然《神农本草》也这么记载，但是中药这个毒性啊，它都是相对的，比如说你得的是热证，那么我这个大黄、石膏对你来说就是仙丹；如果得的是严重的寒证，那么附子啊，这些东西就是良药。你治热证用附子，那一点儿都不行。

2004 年在南宁的时候，刘力红带着好多研究生，都是每天起来，单纯尝附子。看看到底人体对附子的耐受有多大，究竟有什么反应，看看会不会像现在科学成分讲的附子有那么大的毒性。其中有很多同志在每天早上尝附子的过程中，就治了他好多病！我们这代人用附子都有亲身经历，我们的弟子都是首先自己去尝药。在治疗中，一旦经过辨证，立出方子那是不会有问题的。以前方子里有用防风、蜂蜜、黑豆的，都是为了解附子的毒，这样就把药的力量减弱了。

田原：用中药的偏性来纠正人体的偏性，这对一名中医来说是很熟悉的概念，但是大量用附子却不是谁都有这个勇气。现在听您笑谈用附子治疗重症病感觉很轻松，但是这个过程走过来，也经历很多坎坷吧，这么大的剂量，哪儿敢光明正大地用啊，药房都不敢给您抓药吧？（笑）

李 可：我开始用大量附子抢救病人的时候，我的好多方子都要经过我们县里的公安局局长签字。

田 原：有意思，中医开药，公安局局长签字，这在国内外的医疗史上也是个例。可是，公安局局长不是医生，怎么就能给您签字？毕竟是大毒，他怎么敢做这个担保？

李 可：他不签字你就取不出药来。因为他了解这个情况，他见我用这个药治好过病，我也给他的家人看过病。所以遇到这种情况，要不就是院长签字，要不就是公安局局长签字。（笑）

田 原：（笑）您老人家真是厉害！医生开方子还要公安局局长的签字才能用药，您看了十几万人，这公安局局长的字儿可没少签？

李 可：（笑）以后慢慢大家都了解了，他们一看是我开的方子，药房就给药。

田 原：开出第一张有大剂量附子的方子，多大年纪？

李 可：三十多岁。

田 原：还很年轻呢！那时候心里就有底？

李 可：啊，那个时候都很有把握了，没把握你不是自找倒霉？（笑）

细辛致命已成往事　续命煮散妙治中风

田原：除了附子，您细辛的量用得也挺大的。有句话叫"细辛不过钱，过钱赛红矾"，用量过大，会导致气闭而死，您在大量用细辛的时候是怎么考虑的？

李可：细辛的问题大概是在宋代，出现的这个错误，而且讲这话的不是医生，而是一个看守犯人的牢头。当时有一个犯人自杀了，在他的尸体边上发现一些药，鉴别以后认为是细辛粉，所以后世就流传"细辛不过钱"这样的一种说法。你说张仲景用的量超过"一钱"多少倍？伤寒论基础剂量是三两，我用这个量用了40年，没有发生过任何问题。有些特殊的病，特别是接受了河北名医刘沛然老先生的经验之后，刘老先生治重病最高用了200克，我最高时用到120克，也不会有什么问题。

唯一的缺陷是细辛味道太大。我们用的辽宁产的北细辛，我多次喝这个细辛，都恶心。

田原：您自己也吃？

李可：我前段时候突发中风。我自己开方子，就是小续命汤，加细辛附子。当时说话都困难，舌根都发硬。

田原：但是现在完全看不出有任何中风的迹象。

李可：这段时间恢复得不错，我吃了好几十付药。但还稍微有一点问题，说话太快就流口水。

田原：没有啊（笑），您也针灸吗？

李可：这个也不需要，针灸是治疗中风的其中一种方法。过去认为中医的治疗手段是"一针，二灸，三服药"，因为针灸那个东西，几乎不需要花钱，就能解决好多问题，高明的针灸大夫啊，他可以通治百病，只要他判断准确，扎上几支针，把上下、表里调一调，这个病就好了。而且针灸也是急救方面的重要手段，在这方面针灸比那些现代医学的治疗手段快得多。一旦你稳住，先让这个人有命，然后再服药，就能把他救回来。

田原："一针，二灸，三服药"，那您应该属于"三服药"里面的。（笑）您这次中风是自己开的方子？

李可：对。

田原：吃了多长时间？

李可：两个多月。

田原：师母，您给我们描述一下，李老发病的当时是什么状态？我们现在根本找不到李老曾经中风的痕迹。（笑）

师母：中风时就是流口水，全身麻木。我们俩都是中风啊。

李可：她（李老的夫人）也中风，我们俩一起吃药。（笑）

师母：他太累了，没办法的。现在看的病和以前的不一样。比如以前得癌症的很少啊，现在得癌症的人挺多的呀，每个人的病都不一样，用药就不一样，就要思考，就疲劳。

田原：但是又不能停下来，很多人都把李老当成救命的大医。李老，您怎么认识中风？

李可：这和正气虚有关系，疲劳过度。

中风这个东西啊，从明朝以后啊，就出现了关于内风、外风的争论。特别是到了清末，特别是1840年以后啊，西方医学进入中国，当时对中医的冲击非常厉害。使得一部分中医就考虑一些应对的方法，这个就是最早的那个"中西汇通派"，如果你不懂现代医学的东西，那你这个中医就不能够立足，就不能生存，所以他们就搞这个东西。

本来中医治疗中风这种病啊，并不分内外，因为它有形，有证，你就根据这个形和证判断他是哪一经受病，你就治哪一经。如果它牵涉到的方面多，你考虑轻重缓急，侧重于哪一面，基本的方法，在《伤寒论》和《金匮要略》里边儿有个复方，叫"古今录验大小续命汤"。

这个东西在历史上流传的时间在 2000 年以上，最早应用的是谁啊？唐代号称药王的孙思邈。孙思邈自己中风以后啊，完全不能动，他就口述一个方子，让徒弟帮他磨成粉，做成"煮散"，什么叫煮散？就是一副中药，打成粉，分成若干个包，一天几包，放到水里边煮开了，然后连汤带药喝下去，那个叫"煮散"。这个比汤剂稍微慢一点，但是比那个丸剂又快。孙思邈一天吃四服，吃了十天十夜，第十一天的时候他自己起床了，这证明"大小续命汤"在治疗中风范围这个病，那绝对是久经考验的。

所谓"古今录验"，古，是指汉代以前，可以追溯到战国时期，这么长的一段历史，治疗中风都是用这个方子的。而且他这种方法最后还被附录到《金匮要略》里边了，因为他的主体辨证方法合乎张仲景《伤寒论》里边的六经辨证。

现在呢，我把常用的治疗中风的方剂和用法提供出来，供有志于复兴古中医的青年一代辨证施用：

方名：孙思邈"续命煮散"（《千金方·治诸风篇》）

组成：麻黄、川芎、独活、防己、甘草、杏仁各 90 克；紫油桂（不可用普通肉桂代替）、生附子、茯苓、升麻、辽细辛、高丽参、防风各 60 克；透明生石膏 150 克、生白术 120 克。上药一并捣粗末，混匀备用。

用法：每次 4 克，绢包（细密之白布亦可），加水 800 毫升，文火煮至 400 毫升，分作 4 次饮，3 小时 1 次，重症 24 小时用 28 克，不可间断。连饮 7-10 日。

加减法：

1、口眼歪斜。加清全蝎 90 克，大蜈蚣 100 条，僵蚕 90 克。

2、失语。加麝香 0.3 克 / 日，另冲服。

主治：

1、中风急重症

2、高血压、脑动脉硬化，出现中风先兆者

3、风痱（原因不明之瘫痪）

特别说明：

1、此方为大小续命汤类方，为唐代孙思邈自拟自治方，孙真人方后有注云：

"吾尝中风，言语謇涩，四肢瘰曳，处此方，日服四，十日十夜服之不绝，得愈。"我用此方治愈了自己的中风急症。大小续命汤也是我十几年来治疗中风的常用方，没有任何副作用。

2、方中，生附子所占比例极小，绝无中毒之虞！方用绢包，意在但取火气。

3、方中有大量生石膏反佐，对高血压无碍。

我中风以后右侧麻木，舌头发硬，讲话困难，回去就开始吃这个药，半个月就基本恢复到目前的程度。

田 原：谢谢。嗯……孙思邈的千金方里的治诸风篇，似乎名气大的方子还有一些吧，而且用了十几、几十句话阐述，只是这个"续命煮散"不过三言两语，不是很起眼，要不是您慧眼把它使用出来，也许更没有人知道它了，精华往往就这样错过了！

李 可：这个东西是古代治疗中风的一个经方。大小续命汤差不多，大续命汤多了一个生石膏。

田 原：目前有数据显示全球每年有500万人死于中风，很多上了年纪的人一听到中风都觉得害怕，但是在您这儿似乎很简单，一个方子就能解决问题。为什么更多的医生做不到这一点？

李 可：这个方子现在用得少了，为什么？因为这个方子被清末民国初一部分中西汇通派骂得狗血淋头啊，他们按现代医学研究结果，认为中风就是"肝阳上亢"，治法就要"镇肝熄风"，最著名的就是张锡纯。还有南方的一个张山雷，他写过一本书，叫做《中风斠诠》，就是把古今所有治中风的东西，作细节地批判，受批判最重的就是这个"小续命汤"，他们认为麻黄都不能用，桂枝都不能用，因为现代药理认为其中麻黄、桂枝有升高血压的弊病，基本就被禁用了，附子就更不用说了。他认为这些东西影响人的高级神经，使神经亢奋……中医管那些东西干啥啊？你治病就对了，所谓那个亢奋啊，就是阳气不守往外越的一种表现，你把它收敛起来就对了。

他们用镇肝熄风的办法，没有治愈一例中风病人（笑），一个都没有。

急性的他们也救不过来。你像我们主张治疗这个急性中风，昏迷不醒就是用生南星、生半夏、生附子……一大堆的剧毒药，现代医学研究认为可以毒死一百头牛的这种东西啊，喝进去就好了。（笑）

师　母：他喝了这个药以后啊，都休克过好几次了。最后一次喝下去都口吐白沫了。

李　可：……（笑）

田　原：李老自己试验？

李　可：那个不是试验。我喝下去之前，就知道，要有那么个过程。《内经》里都讲了："药不瞑眩，厥疾弗瘳。"就是你那个药下去以后，恰好和你的这个病机相合，正邪相争，那个过程你就晕过去了。不过时间很短，不到一分钟。

田　原：您就晕过去了？（笑）

李　可：就是啊。要不然我怎么会好这么快啊（笑）。但是如果你要给一个中央首长用这个药，你就得犯思量啊。所以为什么古中医传不下来？就是有好多原因。过去宫廷御医那套东西完全不可取。

田　原：官里的方子、方法大都以延年益寿，保健强身为主，那可是给皇帝、贵族看病呢。

李　可：对。他随时有可能会被杀头啊。但是民间呢，不但要治病还要救人，不然他马上就呜呼哀哉了，你就要从阎王爷那儿把他拉回来。（笑）

师　母：那是给自己喝呀。要给别人喝的话……

李　可：不行，有好几个病人出现这种情况就来找我。其实这种情况很容易解释，就是吃药以后啊，调动了人体的自我修复机制，和外邪抗争的一个具体表现，这个反应越剧烈你的病好得越快。

田　原：病人忽然晕过去，做家属的都着急，这个也可以理解的。这么看来，咱们最应该做的啊，就是把《黄帝内经》先普及了，让大家都懂得"药不瞑眩，厥疾弗瘳"，您这方子用起来才能百无禁忌呢。（笑）

李 可：所以我们用药要遵照《神农本草经》的理论和原则，我们看病、辨证要遵循《内经》，《伤寒论》，医圣张仲景的方法，而不是后世这些乌七八糟的东西。我的意思就是这些方法你们可以放心大胆地用，不会出问题，只要你辨证准确。附子并不是现在讲的这么可怕，畏附子如蛇蝎。

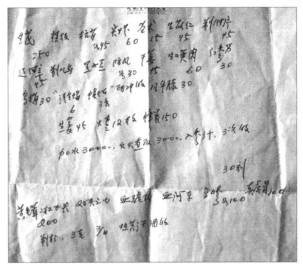

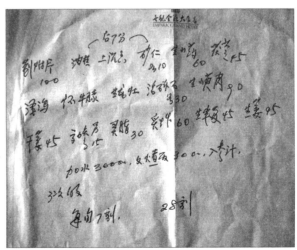

李可手书方剂

打电话隔空治重症　救心汤挽回老太命

田　原：说到附子的用量问题，虽然临床证明安全、有疗效，但药典对附子用量依旧有严格的限制。

李　可：其实这个限制就是把中医的手脚捆绑起来的一种手段。因为现在的药理学啊，主要就是西医的药理学，一味药要想使用，先得把这个药里面含有哪些化学成分，这个化学成分经过研究主要针对哪些病，要搞清楚了，才能把它拿来用。中医现在用药也要考虑这个啊，你不考虑不行啊，药典就是法典，一旦超过药典的规定剂量了，那不是犯法吗？所以中医问题需要改动的太多了，那几乎就是一场革命！

田　原：这场革命要颠覆中医的现状？（笑）

李　可：（笑）没有办法，这就看中央将来是个什么态度。如果中国不很快成立一个能自主的中医部，大刀阔斧重新收拾中医这个烂摊子，那中医就没的救了，只能是一天不如一天。

田　原：您的想法很有冲击力，但是除去我们今天谈了这么多，很少能听到您的声音，是因为太累了，不想说得太多了？

李　可：我和外界接触很少，除了这几年。自从我和力红认识以后，外界找我看病的非常多，这几年网上说我的事儿，弄得我很被动。国内、国外到处有人给我打电话、询问我在哪儿的……没办法。

田　原：为什么会觉得被动？

李　可：你比如说，有好些个病人，有在海南岛的，有在其他边远地区，或者在国外的，他来个电话就请你给开个方子……有些个特殊的，就是我能够判断清楚的，那我乐意帮助。但是有好些个情况，特别是肿瘤晚期，五脏六腑都受损伤的情况下，你这个方子怎么开？很费事儿。（笑）

田 原：（笑）现代社会良医已经很少了，好不容易发现一位真的能治病救人的大医，都把您当成湍流里的最后那块浮木了。您通过电话开过方子吗？

李 可：有好些个。

田 原：也给开附子？

李 可：对，用大剂量的附子治。

田 原：古时候有悬丝诊脉，武侠小说里有隔空点穴，您这更厉害，隔山隔水地给人治病。（笑）中医讲望闻问切，像这种通过电话开出去的方子就只剩下闻和问了，这样开出去的方子效果怎么样？李老您给我讲个例子好吗？

李 可：呃，也都治好了。在2005年的时候，延安保育院最早的第一任院长，是位老同志，她病了，是由肺癌，胃癌，转移到胰头，最后并发心衰。她是好多种癌症，阴阳气血都竭绝了。北京方面就建议他们找我。当时周围的朋友就劝我，这事不要冒险，她是有身份地位的人，是个老革命，是对国家有功的人。她在战争时收养的21个孤儿其中有17个是少将。她对国家有很大贡献，你这么几千里，贸然在电话里告诉她一个方子，出了问题怎么办？我考虑再三，最后告诉他们说，这种同志我们更应该想尽办法救她，根据我的经验，不会出问题。就把这个破格救心汤的方子发过去。老太太吃了药，第三天就下床了。以后我还专门去看过她一次。最后活了三个多月，死在什么情况呢？我离开新疆以后，西医说好容易身体情况大有好转，再用化疗的方法把它攻一下，把它消掉不是更好么？最后大剂量化疗一次以后就再也没有起来！

田 原：太可惜了！

李 可：我们古代的中医，为什么妙手回春？起死回生？为什么古代中医大病小病都看，而且最擅长治疗急症？这是由于历史上原因发生断层，没有传承下来，我是很偶然机会误打误撞碰出来的，经过实践，证明这些方法稳妥可靠。而且2005年以后凡是大剂量长期服用附子的病人，我让他们每个月做生化检查，看看有没有肝肾损害。检查结果全部没有，而且长期的血尿，尿蛋白，经过长期温阳，这些东西都没有了。

田　原：李老，您说的这些方法都是别人所不敢用，方子大，附子的剂量大。但是也有很多人用小方子，三两味药，疗效也很好。您怎样把握剂量的大小？尤其是附子、细辛一类被认为有毒的药物，怎么把握量的问题？

李　可：这个问题不好回答。根据我的经验，在我的治疗初期，治疗急危重症的时候，其中有6例心衰患者，在救过来之后并没有维持太多时间。后来在临床中我发现在急危重症这块，用小剂量的话只能是隔靴搔痒。

很多人有种误解，这么多看来有毒的药物，会不会中毒？我反复讲了这个问题，只要辨证准确，大量药物是不会中毒的，而且可以起到很好的疗效，是救命仙丹，相反，辨证不对，很小剂量也会出事的。据我一生见到的危症没有一个是小剂量药物能够治疗成功的。中药的毒性是相对来说的。根据我的经验，假如他是个寒证，用多大的量也不会过，假如他是个热证，是个假寒证，你辨证有错，用再小量的附子他也受不了。我在治病的过程中，也曾想向前辈学习他们那种轻灵，但是最后都失败了，这也许是我的功力不够！

田　原：可以这样理解吗？中药治病是以药的偏性纠正人体的偏性，所以只要辨证准确，就不会因为量大而导致中毒，反之如果辨证不准确，那么很小的剂量也会中毒？

李　可：对，我用了几十年的附子，我开的方子里从来没有出现过附子中毒的，反倒是参加过抢救乌头碱中毒的。（笑）

田　原：别人用了出问题了，您去抢救？（笑）

李　可：呃。而且他用的量很小很小，可是中毒了，这就说明用附子要把握当用不当用的问题，切忌片面地追求大量或是轻剂量，这是最关键的。

乌头汤巧治风心病　小青龙妙解肺心病

田原：李老，您以治疗急重症特别是挽救心衰患者闻名于天下，（笑），咱们可得专门谈谈心脏病方面的问题。有统计显示，全球每年死于风心病、肺心病、冠心病、扩张型心肌病的人数达到 500 ～ 700 万人，这个数字非常庞大，而且有很多十几岁的小孩子也得了心脏病。您觉得心脏病的发病人数逐年上涨的原因是什么？

李 可：与现在的生活习惯，盲目引进西方饮食，大量地吃麦当劳，喝各种饮料有很大关系。

田原：您到目前为止治疗过多少例心脏疾病患者了，统计过吗？

李 可：大约治过有 6000 例，其中 1000 例以上，是现代医院发出病危通知书，放弃治疗的。

田原：成功率是多少？

李 可：基本都成功，都恢复健康了，所以在器质性心脏病的领域，我认为中医基本取得成功！

田原：您能给我说说您的治疗思路，让年轻的中医生们也取取经。（笑）

李 可：大至有这么四种：

第一类风心病和肺心病，我对病因病机的认识是本气先虚，风寒之邪外侵，正气没有力气把邪气攘出去，反复受邪，由表入里，由浅入深，层层深入，最后深附在三阴经的本脏。我经常说阳虚十占八九，阴虚百难见一，寒实为病十占八九，火热为害十中一二。很多是真寒证，又有很多假热证，所以辨证一定要准确，稍有差异，生死攸关。总的一句话，病因虽有多端，总根源只有一个，人身皮毛肌肉，经脉官窍，五脏六腑但有一处阳气不到，就是病，这个可以概括所有病的主要病因。

那么风湿性心脏病，肺源性心脏病，怎么治疗？

先要了解了风心、肺心病的来路，本来都是太阳病，是外感表证，最开始的时候都很轻。还有就是我读各家伤寒论注时发现的，他们都有一种观点：病怎么来了，你就让它怎么散去。病从太阳经来，那就通过各种方法，再把它从原路透发出去，病就好了。不要头痛医头，脚痛医脚，不要光看到表面，要透过表面看本质，不然，花费了很大力气也治不好。

《内经》关于病因有这么一段话："邪风之至，急如风雨。"四时不正之气（邪气），侵犯人体的时候，急如风雨，防不胜防。我们应当怎么办？《阴阳应象大论》讲了"故善治者治皮毛，其次治肌肉，其次治经脉，其次治六腑，其次治五脏，治五脏者，半死半生也"，讲得非常清楚，病入五脏，就是半死半生的格局。

对于病因方面，《灵枢·百病始生篇》作了补充，描述了百病由浅入深的层次关系，说明什么问题？就是寒邪侵犯人体之后，由表入里，由浅入深，由腑入脏，进入到最深层了。这个时候，有些医生或者病人就以为把表面的症状解决掉了，病就好了。其实有很多的病，都只是把表面的症状去掉了，内邪还没有完全祛除，每次都留下一点，日积月累，如果我们没有辨证准确，治疗错误，就给"病"帮忙了，就越来越深，越来越重。所以内经结论说"上工取气，救其萌芽"。

田原：在萌芽的阶段就把病治好，这是中医治未病的观点呀。

李可：对。疾病最初只进入到人体的轻浅表层，《伤寒论》中关于太阳经的讨论最多，病在太阳经很容易误诊，明代张景岳在《景岳全书》说，治病的时候，假使你错了，宁可错以误补，不可失于误攻，误补犹可解救，误攻则噬脐莫及（表示悔恨到了极点），从这话里可以体会这位老先生在临床中一定走过很多弯路，一定犯了好多错误，世界上百行百业难免错误，唯独我们医生不能错误，一旦错了就是以人的生命为代价！所以《伤寒论》关于太阳经的内容，很大一部分并不是直接治疗疾病的，而是对于太阳经误诊的人所采取的补救方法最多。

我们知道了来路，也就知道了怎么把疾病散去，让它从哪来，回哪去！

如果说我就治"病"，不管前因后果、体质强弱，这样就会治标害本。比如，治外感病最常用汗法，它是中医治疗八法之首，汗法不仅仅出汗，而是开玄府（打开毛孔），通利九窍，托邪外出！

田 原：其实，这种方法是要损伤人体元气的？

李 可：对。诸症要先解表，解表多用麻黄汤。但是呢，用麻黄汤治外感，恰恰犯了"头痛医头"的毛病，因为麻黄汤属于汗法，要伤到人的元气。现代人的本气无一不虚，没有一个人是完全健康的，所有的外感病也都要伤到内在。所以不能单纯解表，我觉得麻黄汤之类的方法就尽量不用。

当外感内伤同时发病，就是《伤寒论》所说的太阳少阴同病，就应该固本气，开表闭，就可以用麻黄附子细辛汤，如果很虚的话可以加点人参。

肺心病和风心病就是按外感内伤同时发病，这两种病的证候主要表现为：咳、喘、肿、全身痛。风心病，就是金匮要略乌头汤证的虚化；肺心病，就是小青龙汤证的虚化。所以我治这两种病就是以这两张方子为基础，结合病人当时的体质方面主要的缺陷，先救本气，保胃气，固肾气，用张仲景留下的方子来探索治疗的方法。

这个方子，凡是出现筋骨疼痛，肌肉麻木疼痛拘挛，加止痉散，就是全蝎6g、蜈蚣3条打粉冲服，坚持一段（时间），就可以把风心病治过来，而且二尖瓣，三尖瓣闭锁不全，顽固的心衰，脑危象用这个方法都可以救过来。另外吃中药的同时，配合培元固本散效果更好。

我治风心病的一个常用方：

　　生北芪120-250g 制附片45g 制川乌30g 黑小豆30g 防风30g
　　桂枝45g 赤芍45g 炙甘草60g 麻黄10-45g 辽细辛45g（后下十分钟）
　　红参30g 蜂蜜150g 生姜45g 大枣12枚 九节菖蒲10g

（说明一下，《伤寒论》麻黄汤的剂量是3两，折算下来抛掉尾数是45g，很吓人，这么燥烈的东西，会不会引起亡阳？不会。我在最早的时候45g麻黄另煮，按照《伤寒论》煮麻黄的方法，先煎去沫，我们煎麻黄很少见沫，因为剂量太小，一两以上，水开了一分到一分半钟左右上边有一层沫，10g左右不会有沫，另煎出来放到一边，用本方的时候每次兑麻黄汁三分之一，得汗止后服，去掉不用了，有些人 45g 仍然出不了汗，有些特殊病 120g 麻黄才出汗。）

这就不是乌头汤原方了，我们知道经方是不可以随便加减的，当时在我初用附子川乌时自己心中也没有把握，自己煎药来尝，尝到多少分量的时候出现毛病，出现问题。

田 原：川乌可是剧毒，您也自己尝，不怕出问题吗？

李 可：没事，万一发生中毒，我准备了绿豆汤，蜂蜜。实验的结果是三五十克根本没有问题。当时我很年轻，三十一二岁，以后我对后代也是这样交待，我的学生，凡是有志于恢复古中医的同仁，首先要自己亲口尝一尝，体会附子什么味道。

还有一个治疗肺心病的常用方。肺心病实际上就是小青龙汤证虚化，所以就用小青龙汤加味，因为寒邪深入少阴。所以要用附子细辛。

麻黄 10g-45g　制附片 45-200g　辽细辛 45g
高丽参 15g（研粉冲服）　生半夏 45g

（说明一下，高丽参为什么研粉冲服？因为散剂比汤剂慢，可以把下陷的中气，从下边慢慢提到上边，对喘症有用。）

我一辈子用的生半夏，书上写的是 1 克，实际我每月平均剂量 30 到 50 公斤，和附子情况差不多，比生南星多一点，绝对不会出问题，这是张仲景告诉我们的，我们要相信医圣是不会错的，所有《伤寒论》的方子半夏都是生半夏。生半夏后面有个洗字，就是用开水冲一会儿，为什么制半夏治不了病？很多人不知道制半夏的制作过程，清水泡 15 天，泡到发酵，再加水加白矾，又 15 天，然后拿姜、甘草和到一块，再泡 15 天，共 45 天，制出来的半夏纯粹是药渣子，治不了病。

再一个问题，根据神农本草经，半夏治病是辛以润之，它为什么能通大便？我用生半夏先是洗一洗，洗下来的水是黏糊糊的，滑的，那个就是通大便的。凡是辛的东西都有润的作用，产生津液，附子大辛，可以生津液。左季云老先生评价附子就是通阳生津液，阳生阴长，卢火神的观点也是，阳不生，阴不长，所以生半夏绝对无害。民初的张锡纯老先生就是用生半夏，近代的朱良春老先生，也是用生半夏治病，生半夏治病非常快，刚才介绍的这两种病用制半夏完全不会起作用。

干姜 30g　五味子 30g　制紫菀 15g　制款冬花 15g
柯白果 20g（打）　肾四味各 30g　炙甘草 60g　桂枝、赤芍各 45g

这就是我常用的小青龙加味的方子。

这个方子曾经治过几个肺间质纤维化，现在还有一个，在北京住协和医院时，发了病危通知，他儿子着了慌到山西找我去了，他吃到 7 服药时，就把氧气管摘掉了。

这两种病（风心病和肺心病）发展到重危急症阶段时，就用大破格救心汤！

这个破格救心汤就是我在学习伤寒论的过程中逐渐形成的一个东西，我所以加山萸肉、龙骨、牡蛎，主要是为了敛，我发现四逆汤，虽然以炙甘草为君，2 两炙甘草仍然不能扶土，扶土的意思就是用土来覆火，阳气回来以后不久又散了，就是因为三阴里头厥阴病开得太厉害，疏泄过剩，阳气一回，相火又散开了，所以山萸敛厥阴之气，治疗心衰，在四逆汤类方里头这是比较可靠的一张方子，很稳定，凡是治好的病人，很少反复！

田　原：那么冠心病呢？现代人四十几岁就开始出现冠心病的症状，也能用破格救心汤吗？

李　可：冠心病的治法有所不同，因为病机不一样，根据证候归纳分析：我认为它主要是痰、湿、瘀、浊，邪踞胸中阳位。和高血压的道理一样，清阳不升，浊阴不降。头为诸阳之会，那是阳气最旺盛的地方，怎么会被阴邪所包围？就是阳气不到，阳气虚了，清阳不升浊阴不降，绝对不是阴虚火旺等等，如果用那个方法对待这一类病，就错了！

基础方就是破格救心汤的中剂再加生半夏 45g、生南星 30g，如果出现痰堵得厉害、胸憋得厉害就合瓜蒌薤白白酒汤，瓜蒌 45g，薤白 30g，加白酒 2 两，薤白要事先浸泡；雪丹参 120g，檀香、降香、沉香各 10g，砂仁泥30g，桂枝45g，桃仁泥30g，麝香0.5g（冲服）；北京同仁堂苏合香丸，一天1～2丸，这方子里有十八反，半蒌贝蔹及攻乌，乌头附子这一类，这是斩关夺隘的方子，力量大的方子，控制心绞痛，治疗冠心病晚期频发心衰，见效很快。

中医治病就是在保护、启动病人自我修复的功能，相反相激，调动机体自身的对抗外邪的力量。所以用附子剂的过程中，会出现很多毛病，很多不舒服，或吐或泻，那都是人的元气逐渐恢复，可以和体内的敌人，干一仗，正邪相争，这不是坏现象。病人吃了这药后十分难受，经常给我打电话，有时一天打十几个电话，凡是有我弟子的地方他们就负责解释了，有的地方就写成很简要的资料，来一个病人以后就发一份，看了之后心中有数，就不会发慌。

治疗冠心病的培元固本散，要加藏红花和生水蛭。

田　原：一下子说出这么多"秘方"，让我有点儿晕（笑），李老，跟您谈话我有一个特别深的体会，就是您心中无时无刻不想着这样那样的病用哪些方子能够治疗，到了临床，几乎都不用考虑，药方子就出来了，而且对症、有效。

李　可：这不是我的东西，这都是老祖先们历代传下来，由医圣张仲景写在书里面，不是我的东西，我只不过误打误撞地用了一下，就用出这么些名堂，可见古中医还有多少值得我们挖掘的宝贝！

我给你讲一件事，也是个心脏病病人，名叫张志立，他是青岛远洋公司船长，常年在海上生活，四处漂泊。他在2005年做体检时发现心脏扩大了二分之一，压迫左肺，感到呼吸不畅。西医把检查结果告诉他的时候，他吓坏了，说不定啥时候就和这个世界说拜拜，情绪压力很大。

他是我老乡，灵石人，跑回灵石找我给他治。基本就用以上方法，不过他用的奔豚汤比较多，这个汤证是突然肚脐下有一股气上来，人要昏过去的，实际上是元阳虚，冲气不能下守而上奔引起的，就用温氏奔豚汤。住了45天，前后45剂药，附子从200g增加到450g，吃完以后好像没有什么难受的感觉了，跑到青岛医学院又做一次检查，大夫就跟他讲了"我们原先误诊了，你不是这个病，这个病，从古至今完全不可逆转，绝对好不了"。他又到别处检查，和他原先的片子进行对比，完全是两回事，扩大二分之一的心脏完全复位了。所以我说，我们中医对心脏病这个大难题，可以解决。

还有一个病例是急性肾衰合并心衰，这个病人就是中央电视台12台导播小白的爸爸，他家是山西人，在301（医院）和协和（医院）确诊。这个病是个无底洞，慢慢养吧！他就跑回山西来了，找我给父亲治，因为他父亲是肾衰合并心衰，用麻（黄）附（子）细（辛）的过程中，因为肾功能的原因，他小便是清的，45剂，一个多月后，小便发臭，混浊，他父亲吃药的过程中反应很大，几乎要死了，惊心动魄的，邪正相争也非常厉害。当然我给用的药剂量也比较大。最后，这个病人心衰、肾衰都基本痊愈，现在功能恢复得很好，已经几个月没有透析！小白从网上告诉我结果。

所以我感觉，温阳的方法，托透伏邪的方法，可以解决急症。如果我们能很好地再深入研究探索，可以攻克好些个现代医学没有办法的东西。

毛主席当初说过：如果中国人民对世界人民有所贡献的话，那首先是中医！这话没有错的。

建国初中医现代化　受委屈狱里学中医

田 原：2003年之前似乎还没有太多人知道您。最近这两三年，您的名字逐渐从幕后到台前来了，您却一直在规避，为什么？

李 可：这个太麻烦了，没有用的。你做些实际工作，真正到气候成熟的时候，中医的复兴的大战役里边儿，你能贡献一点东西。

田 原：您期待着这一天吗？（笑）

李 可：那当然！我对这一天的到来是坚信不移的，但是这个路很长。

田 原：应该说我们的政府很重视，国家有"中医中药中国行"活动，我们中医药管理局都在走出圈子，走向社会，走向时代，寻求良方。只是目前国人对中医仍然有很多误解，庸医、假医当道更让国人对中医没有安全感，给中国人对中医的理解和认识带来了很大的误区。

李 可：整个对中医的认识是被割裂了，这是体制方面的最大弊病，就是全盘西化——外国人怎么做了我们也怎么做，可是外国人做那是西医的东西啊，你把它框在中医身上那完全不适用啊！我们五千年的中华文明去向短短几百年的西方国家靠拢。

如果他是真理，那当然我们可以靠拢，他完全是右的东西，我们还非要框到他们的框子里，去研究我们的中医，实际上这个路子的最后结果就是消灭中医，只能是这么一个结果。

有一个德国的汉学家，先后来中国三次，这个人有个昵称，叫满先生。这个人去年回国之前啊，讲了一句话，讲得我们觉得很脸红，他说，中医是被你们自己消灭的。还不引起我们反思吗？

田 原：已经反思了，也许不够。李老，咱们换一个话题，中医这条路您走了半个多世纪，在经验总结方面除了《李可老中医急危重症疑难病经验专题》这本书之外，还有其他书吗？

李 可：没有。（笑）

田 原：是因为没有时间写？

李 可：一个是没时间写，再一个就是我所治疗的这些个病啊，都比较复杂，有些个病的来龙去脉好多天才能够想出眉目啊，并不是像他们讲那么神，一看病、一摸脉马上就能开出方子，病人吃了药以后第二天就好了。哪有那么容易啊。（笑）因为他受伤害的脏腑啊，和表象完全是两回事儿。

田 原：我很仔细地看过您唯一一本"自传"（笑），几乎没有保留地把大量的方子、实证和诊断过程都写了进去，对您自己却很少提及，就是在自序中简单地写了一点。

李 可：现在回头看，那里面都有好多东西不正确了。

田　原：也就是说您这几十年下来，不断地在思考，总结，肯定，否定，在往前走？

李　可：医学就是这样。（笑）

田　原：我觉得您对中医的理解和对中国传统文化的理解与其他人都不同，跟您的过往经历有关系吗？因为我知道您最开始学中医的时候是蒙冤之后，那时候才20多岁，性格是不是挺倔强的？

李　可：是啊。（笑）从受害开始，我就改行学中医了。不过呢，那个东西啊（蒙冤）最后还是搞清楚了，经历了二十八个年头，到1982年的10月，才给我平反了。（笑）

田　原：那段历史能谈谈吗？

李　可：（摇手）没有意思。

田　原：那种情况下，为什么要学中医？

李　可：因为是个很偶然的机遇。当时在监狱里头碰到一个老中医啊，他是家传的，他就指点我学中医要读些什么书……我买了那些书以后就开始看，等到我两年零七个月出狱以后，我就可以给人看病了，也就改行了。

因为我这个情况啊，说起来很讨厌，他也不说你有罪，糊里糊涂就放了，然后也没有恢复工作，就是哪个地方要写个什么资料了，就把我叫过去，写个总结什么的。其余的时间就在农村进行这个思想改造，劳动锻炼。

田　原：您也真够聪明的，在监狱里读了两年零七个月的书，出来就敢给人看病？（笑）

李　可：是啊，那个时候有个什么好处呢？刚好在50年代的时候啊，毛主席发过那么一系列的指示说：中国中医药学是一个伟大的宝库，应当努力发掘加以提高。

他那个指示啊，就是针对当时建国初期那个余云岫路线的。余云岫是国民党时期的一个国大代表，他在国民党时期就鼓吹要消灭中医，解放后他这些言论，又被我们的一些领导人接纳，认为是一个正确方向，认为中医是封建医学，中医药发展要改造，要现代化、要科学化。所以当时第一任、第二任卫生部部长啊，就制定了很多规定。你比如说现有的这些中医想要继续看病，你就必须要到这个短期训练班，把西医的基本诊疗手段学会了，要会简单地包扎、量体温、用听诊器……这样的话，才能给你一个医助的资格，就是助理医生，还没有处方权。如果你要看病，开的这个方子必须要由西医的医师签字生效……所以这样的话，实际上就是不允许中医再传承下去了。

他们改造的目的啊，并不是要挖掘祖国医学的宝藏。他就是这种方针，好多地方都执行这个政策。这个东西被毛主席发现以后很快就纠正了，把两个卫生部部长都撤职了，然后组织《人民日报》、《光明日报》，用大量的文字批判这种思潮。这个时期是五十年代到六十年代之间，中医有了比较大的发展。所以我那时候为什么能买到好多书呢？就是沾了这个光了。（笑）

田 原：可以想象，两年多的时间里，就只有一间小屋子，没有外界的干扰，中医就是您的全部生活。但是只有深厚的中医理论支持，没有人指点，也没有临床，出来以后就能看病？

李 可：其实中医你只要把它理解了，而且不走邪路，一般的病症普遍·都能使用。

田 原：您那两年看的书，最深的理解是什么，您把什么东西看懂了？

李 可：对病的理解啊，跟大环境联系起来了。我出来那时就是五七年了，五七年就是大跃进了，大炼钢铁；紧接着就是自然灾害，苏联对我们掐脖子，撤销援助。当时的老百姓啊，普遍都吃不饱。所以我那个时候啊有个什么考虑啊？整个大环境所有人都中气不足，他吃不饱啊，所以凡是病，你用补中益气汤，这个很简单的方子，都可以调理过来，所以中医这个辨证啊，一个是看这个大环境，一个是看具体的人，在这个大环境中哪一点有问题了，我们就调他这点。（笑）

田原：两年多读了多少本书？

李可：那个很多的，因为我出来的时候带着这么厚的一大摞啊，这么厚（手势比划着足有一尺多高），就在我那个招待所的桌上放着，好多人来了就翻着看。

田原：那两年多没干别的，就看书了？

李可：没干别的，因为我等待结论啊，等待审查。

田原：孟子说：天将降大任于斯人也，必先苦其心志……这样看来，您的蒙冤极有可能是上天的安排，成就了一位大医，为民造福。（笑）

李可：那可不敢当。（笑）

道不同中西怎结合　叹中医何时有传人

田原：关于经络的问题您研究的多吗？

李可：经络问题很少研究。其实伤寒的六经辨证和经络有绝大关系。

他的六经实际上就是十二经的一个简化。现在也有研究《伤寒论》的人，认为六经就是六个证候群，那是纯粹胡说八道的，根本不是那么回事儿。当时张仲景写《伤寒杂病论》的时候啊，他所遵从的那些个基本观点他在书里面都讲到了。所以这绝对不是现在理解的《伤寒论》，就干巴巴剩下这么几个方子，这个方子可以治什么病。为什么能治？他闹不清楚，如果你研究这个《伤寒论》，离开六经，离开脏腑之间的这个关系，你就研究不通。

所以彭子益对于《伤寒论》的认识啊，那是古往今来最高的一个，从他那个路子，你就可以入门，你就可以登堂入室，但是他的观点好多人不接受。

田 原：为什么不接受？

李 可：因为他们做中西医结合研究的已经形成一个体系了。你就比如说在这个民国时期，那些搞中西医结合很著名的人……比如说现代版本的《伤寒论》最早就是陆渊雷著的，陆渊雷对《伤寒论》的认识太皮毛了，言不及义啊，他所讲的就是怎么样与现代医学的基础理论、生理学的观点、病理学的观点套在一块儿。哪有那么容易啊？你研究中医，可以拿西方的东西作对比，但是你要把它们融合在一块那完全不可能。

田 原：那会儿，您谈到中西医结合似有微词……中医现代化的战略里面，常说的就是"中西医结合"，您觉得中西医结合得了吗？

李 可：中西医不能结合，可以互补。中医办不到的，可以请西医帮忙，西医解决不了的问题，中医大部分都可以解决。你说我们国家单单是有记载的历史就五千年了，西医进入中国不到两百年，它们没来之前那几千年中华民族怎么样活过来的？（笑）历史上有好多次大型瘟疫啊，世界上好多小国家都被亡国灭种了！我们中华民族怎么样延续到现在的？而且十几亿人口啊！这些主要是中医的功劳。

田 原：现在中西医结合没有一个明确的标准，结合的花样儿越来越多了，比如中西医治疗方法的结合、中西药一起开的结合，还有的人提出了中西医理论的结合。

李 可：那是胡说八道。他可以互补，但绝对不能结合，因为中医、西医是两种体系。一个是东方医学，以古代文化、哲学为基础；一个是现代的机械唯物论，只能看到具体的某一点。他一个细胞可以分成几百万个去研究，他研究那个微观的东西，但是微观与整体之间有什么关系他不管。西方医学现在已经认识到自己这个很大的弊病了。

田 原：现在中医在国外非常火，那是一种真正的反思后的热情。比如日本，比如韩国、美国，他们对中医的研究比咱们还要认真。

李 可：日本醒悟得早啊，否则日本在明治维新的时候就把中医取缔了，哪里还有现在的汉方。我们解放初期的时候，也是认为中医是封建医学，中医不科学，中医如果要存在那就必须科学化、现代化……这其实是一种很巧妙的消灭中医的方法。（笑）

田 原：可是没消灭掉，总在春风吹又生。（笑）

李 可：啊，差不多了，差不多了。

田 原：您怎么说差不多了呢，谈谈您的理由？（笑）

李 可：就是全国的中医全盘西化，这就是最明显的现状。

田 原：但是还有您这样的中医人在坚持，星星之火可以燎原，中医的根就还能保住！

李 可：民间可能还有坚持中医的人，就是从这个正规大学里面，系统培养出来的一代人，不敢期待喽。

因为现在完全是按照西方的模式来办中医学校啊，理论和临床都分开——讲课的就是教授，哇啦哇啦，讲就行了，你给他个病人他也不会看；临床呢，又是另外一套。

西医是这样教育的，但是中医用这个方法那绝对失败！

田 原：您现在带了多少学生？

李 可：现在能够独当一面的，有这么三五个。

田 原：这三五个都在哪儿？

李 可：山东有一个，在中医药大学；广东有几位；广西有一两位。

田 原：您担心他们会受到客观环境的制约吗？

李 可：让他们自己去奋斗，扎扎实实做自己的工作。在山东的那个学生把他这几年看的各种病的病例，都做了系统的总结，统计现代医学认为不治之症的病例，我们治疗好了多少，治疗结果都有西医的诊断，有西医的最后鉴别，他肯定没话说啊。

田原：得到了您的真传的学生们，除了出诊还再带学生吗？

李可：他们呢，就是在他们所在的那个省、市，办一些研究机构，招一批学生，或者不固定地开班授课，用这个方法来往下传。我很担忧的是没人继承，只要是诚心诚意学习，我都会带一段时间，但是坚持学下来的人很少，顾虑太多。西医出事故不是大事，中医就是大事了。所以要有破釜沉舟的决心。

田原：您身边有多少学生跟您出诊？

李可：没有。我最近很少看病。

田原：我曾采访过一位满医，他有门绝技，针特别长，最长的一尺多，扎在身上是要扎透的，甚至能扎眼球和一些禁忌穴位。这门绝技几乎快失传了，他找学生三个条件：1、胆识，2、悟性，3、韧劲。看着很简单，其实很难做到，像您说的很少有人能坚持到最后。

李可：学中医不是一朝一夕可以成就的，没有信心不行。当医生要发大誓愿，不是去赚钱，你不能考虑自己，只想我怎么把病治好。有了这点，胆识自然就有了，附子就敢用了，这是非常重要的因素。

田原：但是毕业以后是要进医院的，进了医院，就有很多无形的束缚……

李可：没有冒险精神，很难成功。我去救病人，也有朋友说你是个二百五，去救病人，也没有红包，万一死了，他要敲诈你，（笑）我当时只想怎么把病人救活，不会去想别的。病人生命都要没了，医生只要想着赶快救他，就算没成功，病人也是通情达理的，农村的百姓非常淳朴。

补肾虚金匮肾气丸　养长寿就喝四逆汤

　　　　金匮肾气丸附于《金匮要略》，方中含肉桂、炙附子、熟地黄、山茱萸、牡丹皮、
　　山药、茯苓、泽泻，其功效温补肾阳，行气化水。

　　田　原：中国是个老龄化社会，李老咱们就不能不谈谈关于老年人的健
康问题。老年人到了一定年龄身体的阳气会减弱，容易出现许多老年病，
请您给老年人一些建议，或者给出一些简单易用的方法。

　　李　可：我觉得现在我们国家不管南方、北方，六十岁以上的老年人，
都可以用"四逆汤"作为保健的东西，《伤寒论》里面，最能够对阳气提
供帮助的就是"四逆汤"，少量地长期服用，这样可以消除你长期积累的
"六淫外邪"，以及内生的一些个寒邪；可以调整你的元阳，使其不受损伤；
可以延年益寿。而且这个方子花不了几个钱。

　　或者是用这个"金匮肾气丸"，但是千万别用"六味地黄丸"。就把
这个"金匮肾气丸"每次五粒，把它煮成糊状喝下去，早晚各一次，有十
天半月就可以把好些个属于肾虚的证候啊，都扭转过来。

　　田　原："金匮肾气丸"也可以经常吃？没有副作用？

　　李　可：没有，尤其像一些阳虚引起的症状性高血压，都可以吃"金匮
肾气丸"，有一段时间就过来了。

　　田　原：现在高血压很普遍，有些高血压的人，医生诊断就是肾阳虚，
也会买金匮肾气丸来吃，我听说有人吃了两三次，血压一下就上去了，就
不敢吃了……

　　李　可：上去不要紧，继续吃。有那么一个阶段，是邪正相争，你不要
老查血压，要问他有什么感觉。很多现在认为的不治之症啊，其实都可以
治好，像高血压这一类，以及糖尿病和糖尿病引发的肾病、冠心病，其实

是一回事。

田 原：好，代表老人们谢谢您。刚才师母谈到，说您现在接诊的肿瘤病人越来越多。我个人理解呢，是跟现代人的生活方式、心理压力有关系。您在临床见了这么多肿瘤病人，您也给这些人一个建议。

李 可：有一个最根本的原因，这个病过去由于中医的意见分歧，被分成什么内因、外因、不内外因，什么七情……但是有个最根本的一点，就是，人的五脏六腑、皮毛经络、表里内外，只要哪一个部位阳气不能到达，那个地方就是病，你就治疗那个东西就行了，这是个最简单的总括。

所以我说啊，这个阳虚、寒湿的人啊，十占八九，阴虚之人百不见一。这个你在临床诊断的时候一定要注意辨证……比如有的医生说你是糖尿病，要长期服"六味地黄丸"。错了！要用"金匮肾气丸"，主要从三阳经的那个阳的方面来敛，不是你给他大量添水，那个水火就能平衡了。阴阳的不平衡啊，就是由阳虚造成的，阳永远是主导，因为阳虚才造成不平衡。所以还是要助阳，你把阳虚扶得差不多了，阳旺了以后，阴阳自然就平衡了。

点破天机再谈阳气 美眉骤减四十四斤

田 原：说到养阳，广东、广西那边喝凉茶很普遍。

李 可：很多人就是喝凉茶喝出病的。他们不知道这个"阳虚"，以为这个上火啊，嗓子疼，脸上长痘，就去喝凉茶。其实那不行的，更糟糕了，成终身疾病了，永远好不了。舌头红，喉咙痛，起痘，那个是由内向外自我修复的一种机制，已经启动了，你再喝凉茶把它压回去，那不成了一个终身疾病啊，怎么好得了。

中医里面讲"从治"，有"正治（从治）"，有"逆治（反治）"，"逆治"就是你是表现为热，我就给你用寒；"从治"就是顺其势，他本来是个热证，一大片的这个热象，然后，你用热药，把它引回到它应该去的地方。《内经》

不是讲"君火以明，相火以位"？这个位很重要，这个相火应该在什么地方？君之下，水之中，如果它离开水，跑到这个君的前面、上面去了，实际上就是你不应该跑到上面去，你应该回去。但是它脾气很暴，你要顺着来，你不要揍它，你不要骂它，这个就是引导。

我看过这么一个病人，是太原的一个女孩，叫曾搏，23岁，是太原市中医养生堂职工。10岁那年，父母双职工，无从照料，上班时锁在家里，冰箱里准备了食物、饮料，孩子渴了就喝可乐、健力宝，一个月喝了30箱，体重增加了8公斤，原来一个瘦弱的小女孩，后来变成了一个小胖墩，体重达98公斤。今年8月找我看病，月经也不正常，畏风冷特甚，我断为三阴阳虚，寒湿凝阻。唐代王冰注释《内经》时讲"益火之源，以消阴翳"。遂开了我书中的"温氏奔豚汤"，温氏就是我读函授时的老师温碧泉先生。方子呢，是这样的：附子45克，油桂10克（后5分），上沉香10克（后5分），砂仁10克（后5分），生山药60克，茯苓45克，泽泻30克，怀牛膝30克，生晒参30克（捣碎入煎），灵脂30克，车前子30克（包），炙甘草30克，生姜45克，大枣25枚。上药因痛经、巅顶痛加入厥阴主药吴茱萸45克，方中附子逐日叠加10克，加至200克为度，服药30剂后修养半月，至10月22日，共减重22公斤，全部衣裤都不能穿了。灰暗面色转为红润，人也变得轻灵活泼，痛经也好了。

此案足以证明，一切肥胖皆寒湿瘀浊堆积三阴，阳光一照，阴霾尽消！此方稍事加减，可通治一切肥胖之并发症，为高血压（清阳不升，浊阴窃踞阳位）、高血脂、糖尿病（从三阴论治，三阴又统于太阴，而太阴之根在少阴）及冠心病心衰等等一系列现代医学难题提供了解决之道。

田 原：就是补益阳气、消阴翳、引火归元。

李 可：对。

田 原：可以这么理解吗？现代人的阳气普遍不足，不能温养全身，所以得病的人越来越多？

田原晓：

您为中医多举国冲锋陷阵，辛苦了，谨致崇高的敬礼！

大作拜读四次，凡须修商榷处皆作旁批，供您参考。
给下篇节二点加一个病案。 太原市中医考生遗愿之

"太原有一个女孩，叫曹捧，23岁，10岁那年，父母双亡，无人照料，上班之时锁在家里，冰箱里准备了各种饮料，孩子渴了就喝可乐，健力宝，一个月喝了30瓶，原来一个瘦弱的女孩，体重一下增62多公斤，治成了一个小胖墩，今年8月找我看病。
月经也不来，畏风冷特甚。我断为三阴阳虚，寒湿凝阻。内经讲"益火之源，以消阴翳"遂开了外科的"温氏奔豚汤"（我读研究时的老师温碧泉先生）

"附子代 油桂右5分 上沉香5分 砂仁各5分 生山药60 茯苓块 泽泻30
怀牛膝 30 生赭石捣碎入煎 30 白芍2 30 吴萸 30 炒麦芽 大枣2枚
灵脂30

上药因痛经加入厥阴主药吴茱萸特多，服首30剂后修养半月。
巅顶痛
（方中附子逐日累加10克，加至200克）
至10月22日，英减至22公斤，全部衣裤都不能穿了。牙龈面色转为红润。人也变得轻灵活泼，痛经也好了。

此案是证，一切肥胖皆寒湿瘀浊堆积三阴，阳光一照，阴霾尽消！此方稍事加减，可通治一切肥胖之并发症，如高血脂（浊阴不降，浊阴窃踞阳位），子宫肌瘤，糖尿病（从三阴论治。三阴又统于太阴，而太阴三焦主少阴）及冠心病心衰等之一去到 现代医学所

限。

李可审阅《人体阳气与疾病》一书初稿后，写来长信，要在此处添加一份详实的病案。信中感叹道：一切肥胖皆寒湿瘀浊堆积三阴，阳光一照，阴霾尽消！确凿疗效，振奋人心。

李　可：就是因为阳气不够啊，阳气应该周流全身啊，通过阳气的升降，来调节人体，使人的整体不受侵犯。这就是"正气存内，邪不可干"。所谓的正气啊，就是浑元之气啊，就是脾气和肾气加起来那个元阳，你把阳气保护好就啥病也没有了。

田　原：其实中医本就是大道至简，只是好多人一辈子都悟不出来，您这一句话就点破天机了。（笑）咱们今天就谈到这儿，其实还有很多问题想问您，但是我觉得您太累了，需要休息，不然师母要生我气了。（笑）

李　可：不要紧。（笑）

田　原：跟李老谈话，听着真过瘾。（笑）

李　可：你听我这胡说八道呢。（笑）

田　原：哪里是胡说八道，您是真人吐真言，难能可贵。李老您在山西那边的挂号费是多少钱？

李　可：不要。

田　原：一直没有吗？

李　可：一般都没有。

田　原：您现在一天看多少个病人？

李　可：也不一定，有时候10多个，有时候20多个。太多了也不行。（笑）

入医门先读彭子益　急重症中医是强项

田　原：咱们谈一些中医学子们想听的话题吧，学中医，应该怎么进门？书太多了，不能辨别哪些是好的，哪些是不好的。

李可：还是要读彭子益的书，那个是中医最基本的东西。

田原：他的理论是紧扣《黄帝内经》？还是《伤寒论》？

李可：他那是从《易经》开始，到《内经》，到《伤寒论》，到《神农本草经》，一线贯穿。他那里面对古代的儿科、妇科、温病学提出了批判。

田原：他不赞成这样分科来讨论病是吗？

李可：对。可以这样说，他是古代中医学的一种原貌，不是像现代理解的那样。

田原：彭老师师承谁呢？怎么能跨越这么长的时空，悟出古代这些东西？

李可：他出生于名门望族，在他10多岁的时候，经史子集已经都读完了。最后跑到清朝太医院，得以见到一般人见不到的失传的，或者是没有流传开来的医书，经过自己几十年的实践思考，发现了中医学到底是个什么东西。

他有那个条件，就是清朝辛亥革命以后，当时因为山西对中医比较重视，所以他就来山西了，在山西待了好几十年，山西那时是阎锡山统治时期，阎锡山这个人虽然不好，但是重视中医这一点他是任何人比不了的。一直到抗战开始，山西开始动乱，日本就要占领山西，他才回到云南。

彭子益那套理论和方法，建国后最早成立的五所中医药大学里，像北京中医学院，就曾经采用过他的理论和方法，后来被现代派给否定了。

田原：为什么？

李可：就因为他和中西医结合的这套东西不同，他是批判那些的。他走的是古中医的路。所以说，中医的首要问题是继承，现在谈不到发展，连基本的东西都没有继承下来，发展什么？

田原：当西医攻击中医的时候会说到中医的一个弱点，就是中医的急救方面，比如一些重大事故的外科手术、急救，您怎么看？

李　可：中医在这方面有好多特长，但这个东西基本上失传了，这是中医的一个强项。不但是外伤，而且比如像西医急腹症、胰腺炎啊这些要命的病啊，中医大约在 48 小时以内就完全可以让病人度过危险期，所花的钱等于西医治疗花的 5%。

把脉先学浮沉迟数　生死关头要辨阴阳

田　原：很多学生觉得脉象学很难，您的中医全部是自学的，在脉诊这方面给他们一些忠告？

李　可：脉象这个东西啊，主要是要做到能看出来病势、走向，你掌握了浮、沉、迟、数四个脉就可以了。比如说，数，你要掌握他的一呼一吸要超过多少下，超过八九十下就属于数了。数在脉经上讲，属热，但是我发现呀，数脉它不但主寒，而且主大寒，非常危险的寒，正所谓热极必反。就是当你这个脉搏跳到一百次以上，甚至两百次，这个时候啊，你这个阳气已经没有了，完全外散。可它是数脉，对于这种数脉你绝对不能用凉药。

所以学中医的人你要活看，你要结合不同机体的病人，在我身上如果是数脉，可能就是……诶呀，我身上哪一个地方有火，清泻一下就过了，但是有些病人他表现出一种反相，一种假相。你比如说肺结核，肺结核的病人，他那个基础脉搏数啊，就在一百次以上，他能有什么热？他那个元气都散光了，你要再给他去治热，那他就死路一条了，然后他得感谢你给他治病。（笑）很多东西并不像书本上写的那么简单、明了，一眼就能看透。

再说迟脉，迟脉主寒，但是有些热极的病，上下关格不通，他那个脉也很迟，那你就要给他通腹，要用大承气去让他泻肚子，一般的迟脉是要扶阳，但是特殊的迟脉就不能一样治了……所以要把这些情况都搞清楚，你心中就有数了。

现在把脉一般都是个样儿，看上去是看脉呢，其实脑袋不知道想啥呢。然后他问你，你怎么回事，你说了半天，他把那个脉早忘记了是啥脉了。

所以判断脉的时候啊，要读那个彭子益脉法，很有特殊启发作用。他那个方法特殊，病人坐在对面，两个手平放，这六部脉，心、肝、肾、肺、脾、命门，哪一路脉独特，就是那个地方有病。

田　原：同时按，然后进行比较？

李　可：哎，你不比较怎么知道强弱、快慢？所以看病的时候，你还要结合望诊。比如面色晦暗，但是他脉非常快，那就是阳气快完了，绝对不是热证。

田　原：是寒证？

李　可：对。所以你看那个脉案上写着脉数，什么是数？数不但主虚、主寒，而且主亡阳，但是脉诀上没给你那么写吧？你要这么讲那别人都得说这家伙是胡说八道，实际上就是这么回事。

还有浮，浮主表，但是当人阳气外散的时候，这个浮啊，绝对不是表证，如果你按表证给他治，用麻黄汤、桂枝汤，他就完了，赶快用四逆汤吧。

这只是四种脉里面的三种，就有这么多变局啊，正局当然好看了，那个变局呀，十有八九都是变局，正局表现得很少。尤其是一些现代病，西医治到不能治的才找中医，他那个脉象就是恰恰相反，你看他热证，他肯定是个寒证。真正对脉很通的，现在周围已经没有。最好的脉法还是《难经》脉法。

过去河北有一个梁秀清，他看脉，旁边放张纸，在那儿画图，最后呢，画到肺这个地方了，他说你这个肺的左边有这么大块的东西，你去透视一下。出来一看，他左边有个肿瘤；还有一个将军去找他看病，其实也不是看病，本来是计划砸他那个牌子，说这个人太神了，肯定是一个江湖术士啊。这个将军进去以后，这个梁秀清一般不许病人讲话，他就看脉，看了半天以后啊，他说你这个背部太阳经第几个穴位那个部位啊，有一个异常的东西，不是你本来应该有的，这个将军就惊呆了，说我那是个弹片，正好在那个肺和心的中间。

田　原：太神奇了，就是通过脉象看出来的？

李 可：就是啊。但是这个人治病不怎么样，他断病非常强，他就好像有透视眼似的，断病非常准确。

人体的脉象啊，一天二十四小时有一个循行的路线，循行到哪一个部位不通的时候，他那个脉象就会出现很突然的变化，他就能抓住那个东西，就给你断定了，告诉你，你哪个地方有病。

这个方法失传了，没有人能知道。

田 原：脉象二十四小时还有一个运动的规律？

李 可：对，肯定的。

田 原：如果是这样的话，现在中医大夫，把脉就把个半分钟、一分钟，能看出来什么？

李 可：（笑）啥也看不出来，江湖骗子。所以说中医的四诊是一个综合性的判断，单纯靠哪一个也不行。脉象只是其中的一个方法。

现在也有看脉象和心脏是不是同步啊，心脏跳几下，脉就跳几下，那和中医的脉风马牛不相及（笑）。根本不是一回事儿。这还算是中西医结合里的一个成果呢。

田 原：李老，现在中医院校的孩子们有个疑惑，在面对危急重病人时，是重视舌象，还是脉象？

李 可："脉死"的人要赶紧去救，比如特别迟的脉。郑钦安说"阴极似阳，阳极似阴"，脉最不简单，数脉不一定主热，舌质红不一定阴虚，干得一点津液都没有，有可能是阳虚到了极点。在危急情况下，辨生死，很不容易。

田 原：李老，咱们从开始聊天到现在，您可吸了不少烟……

李 可：挺好啊，除了感冒，一般是不咳嗽。

田 原：中医说吸烟耗阴，抽烟的人嘴唇一般都是干红的，有虚热的表现。

李 可：胡说八道。那是假辨证，看到表相，看不到本质。我告诉你啊，现在教科书上的结论基本上是错的，特别是阴阳的辨证，其他的就不用讲了。

速描李可

一

　　循着弯弯的走廊，我们来到李老的房间。一进门，一股烟味扑鼻而来。对着门是大大的向阳落地窗，靠窗并排放着两个沙发，中间一个小茶几，茶几上一盒中华烟，几杯清茶。满头银发，手夹香烟的李老坐在沙发上正在和一名患者说话，秋日的阳光雕刻出他冷峻的面庞、忧患的目光……

　　从窗户俯瞰下去，高高低低的楼房、丝带般伸向远方的公路、小虫样的汽车尽收眼底，远远的山脉接着碧蓝的天空，城市像倚靠在山上。

　　送客人走的时候，李老站了起来。他身材挺瘦小，但腰杆笔直，质地精良的灰色毛衫束在深蓝的牛仔西裤里，一双浅棕的休闲鞋，步履轻盈敏捷，那股精神劲儿丝毫不减当年的军人风采。

　　秋日的明净的阳光静静地照进来，坐在李老旁边，我可以清晰地看到他的面庞。虽然中风痊愈不久，李老气色还好，透着健康的白。他的胡须刮得很干净，只能看到淡淡的青痕，如果不是满头银发和花白的眉毛泄漏了他的年龄，还真猜不出他已经 78 岁了。

　　开始谈话并不顺畅，李老简单几句话甚至几个字就回答了我的问题，气氛有点冷清。期待中滔滔不绝、侃侃而谈的李老并没有出现。相信是我还没找到打开李老这座宝藏的钥匙。我不断地变换着话题和角度，期望能触到他的兴奋点。果然，谈到高血压的病因时，李老的话多了起来。他挪了下身子，点上一支烟……

　　我们说话的时候，他偶尔会听不太清，这时他的眉毛微微上挑，大大的金边眼镜后面那一双炯炯有神的小眼睛疑惑地看着我，孩童一般认真，额头上叠起了深深浅浅的皱纹。

李老的胳膊支在沙发扶手上，身体微微倾向我这边。他近一寸长的银发根根竖立，两只令人无法忽视的大耳朵神气地矗立着。当我问他问题的时候，他头稍低，眼睛凝视在茶杯上，稍作停顿，"呃……"，好像在努力思考和分析。李老在山西行医五十余年，本以为谈话会伴随着浓浓的山西味，没想到李老开口竟是标准的普通话。他声音不高，但吐字清晰，不拖半点泥水。

李老的手瘦如竹枝，关节凸起。右手的食指、中指和无名指始终微弯着。就是这三支把脉的手指，五十多年来触摸了十余万病人的脉搏，成为李老聆听身体信号的武器。谈到有人鼓吹中西医的理论可以结合时，李老手一挥，说："那是胡说八道！"

李老爱抽烟，屋子里弥漫着浓浓的烟味，从我们进门，一直到吃饭结束，他没停止抽烟，只要双手有空，他就在抽烟。他的满头银发靠近脑门的一块是微微发黄的，不知是不是被烟雾给熏黄的。他瘦如竹枝般的手夹着香烟，逆着光，光洁的面庞在袅袅的烟雾中，像一幅静静的油画。他间或吐一口痰。

有一次，他抽完一支，又从桌子上的烟盒里抽，捏了捏，抖了一下，没烟了，我心里暗暗想，终于不用抽二手烟了。没想到李老从容不迫地从裤兜里又掏出一盒烟，悠然点上一支。极不愿闻烟味的我也被他哪种抽烟时的怡然自得所感染。

中医不是讲要健康养生吗？李老抽烟这么厉害岂不违背了中医理论？我忍不住向李老甩出了自己的问号。"呵呵，"李老笑了，"我抽烟十年二十年以上，体检发现某个地方有毛病，接受医生的建议，就断然把烟戒掉了，戒掉以后就出现好多严重问题。所以现在也就无所谓了。"他还劝四十岁之前没抽烟的就不要抽，抽了的就不要戒了。

难道是因为抽的时间长了，烟和身体合为一体了，这也是"天人合一"吧！

李老中风两次，都是自己给开的药。说到这，一直默默不语的师母插进话来："他喝完药就晕倒了，走着就这样躺在地上……"言语间无限的关怀和担心。李老低着头，嘴角泛起浅浅的笑意，一缕淡而绵长的青烟从他手夹的香烟飘出来，空气中是暖暖香香的烟草味……

二

让人很难想像，瘦削的，78岁高龄的他，仍时常背着装满药物的出诊箱，徒步穿越一座座山头，到穷乡僻壤给村民们看病，还奇迹般地将一例例垂死病人从阎王爷的手里拽回来。而同龄的老人们，多在享受含饴弄孙、下棋遛鸟的晚年乐趣。

在一个混乱的年代里，一位瘦削的年轻人，带着委屈，度过了两年多的牢狱生活，狱中一位陌生的老人，给了他最初的中医启蒙，也许只是一本残破不堪的中医书本，却饱满了李可的整个生活。于是，在山西灵石远郊的山区中，常有一位瘦削的年轻人，背着份量很重的药箱，徒步行走在人烟稀少的山岭，饿了，啃一口自带的干粮，渴了，喝一点水壶里的冷水……每到夜晚，县城里的某一间小屋，总有温暖的灯火长明到天亮，一个年轻人披着一件旧棉袄，一页页翻读灯下的书籍，过了几年，旁边多出一个女人的影子，不时端来水和食物，年轻人有了陪伴，在他出诊时，帮他打理家务，准备饭菜，只是他陪伴在病人身旁的时间，远远多于自己的妻子。五十几年很快过去，少年变成中年，又变成老年，一头乌黑的短发渐渐地褪去了最后一丝黑色，变成雪白，只是仍旧倔强地竖着。瘦削的脸庞依旧瘦削，皱纹渐渐爬上额头，行走的速度慢了下来，走的，还是那些走了几十年的山路。有时候累了，就在哪个土墩儿上、树桩上坐一下，拿出跟了他几十年的水壶，喝上一口水，再接着赶路。回到了家中，等候他的，除了妻子，还有五个可心的儿女，所有疲劳都被家庭的幸福安抚了。依旧没变的是，他陪伴病人的时间仍多于陪伴自己的家人。

时间太久了，山里的村民们，老一辈子已经逝去，从前的小孩子们，也都年老了，有了自己的儿孙，但是他们却全部识得一个人的名字——李可。因为这个人曾守护着他们父辈的健康，保住他们父辈的生命。而今，只要李可还能行走，也会守着他们，守住他们子孙的健康。看着李老抽烟的样子，熟练而惬意，淡淡的烟雾缭绕在他的四周，颇有点儿仙风道骨的感觉。不得不提的，还有李老的夫人，始终安静地陪在一旁，神情里总希望谈话早些结束。她会常常说："他太累了。"语气里的怜爱和无奈是那么明显。一个太善良的女人，在李可为了救治更多生命而不得不放弃对家庭的守护时，安静地站在李老背后，守着一个大家庭，守住一个能让丈夫在累的时候可以安心休息的码头。李老是爱笑的人，笑声朴实而憨直。每当看到他的笑容，我都会假设，如果当初没有受到伤害，没有度过那段灰色的日子，也不曾遇到赠他医书的老人，那么李可会过怎样的一种生活？也许没有也许，这一切都是上天安排好的。像那句"天将降大任于斯人也，必先苦其心志"。——李老几十年的苦难与其说是磨练，不如说冥冥中成就了他与中医的缘分。但愿人长久，千里共婵娟，作为对李老与夫人的最大祝福。

只是我们不知道，这位中医老人，可是上苍对人类的最后赐福？！

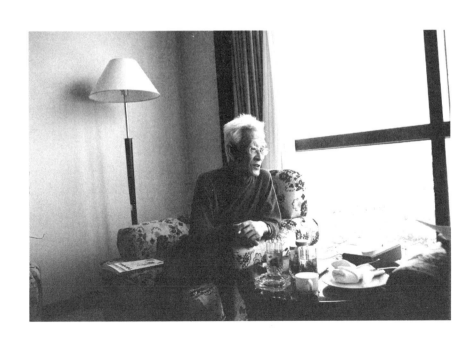

逐"阳"息居

阴和阳是事物的两个相对属性。一般来说啊，凡是运动的、外向的、上升的、温热的、无形的、明亮的、兴奋的，都为阳性。相对静止的、内守的、下降的、寒冷的、有形的、晦暗的、抑制的，都属阴性。

中医学理论素来讲究调整阴阳的关系，"阴平阳秘，精神乃治；阴阳离决，精气乃绝"。但对于怎样算是"阴平阳秘"这个问题，历代医学各抒己见，众说纷纭。

金元四大家之一的朱丹溪先生，在其著作《格致余论》中的《相火论》、《阳有余阴不足论》两篇中提出了"阳常有余，阴常不足"的论点，强调保护阴气的重要性，确立了"滋阴降火"的治则。滋阴学说，至今对临床医师仍有深远影响。

明朝张景岳则是折中派，他在钻研《黄帝内经》30 余年后，著成了《类经附翼》，根据《黄帝内经》"形不足者温之以气，精不足者补之以味"之说，在《大宝论》中写道"阳非有余，阴常不足"论，强调了"阳虚多寒，宜补而兼温；阴虚有热，宜补而兼清"。其学术思想对后世影响亦不能小觑。

……

孰是孰非，未有定论。

而今，历经五十多年的从医生涯后，李可老先生语出惊人："'阴虚有热宜补而兼清'，这个是沿袭多年的错误。《内经》中'阴虚出盗汗，阴虚生夜热'两条，'阴'指的不是阴、阳，而是指五脏。头一个'阴'指的是手太阴肺脏，应理解为肺气、阳两虚，卫外失固。第二个'阴'指的是足太阴脾脏，土壤不能敛火，虚阳外散，当温之敛之，'甘温可除热'是也。而朱丹溪、张景岳都错了。影响所及从金元明清一错错到今天。祸及千万患者，太可怕了！试想，脾、肺阳虚的病，怎么可以用'清'热滋阴？甚至是沾唇必殆！……"

说"阳"，第一个想到的是什么呢？是太阳、春日、阳光、温暖、明亮？

美好的词汇如泉纷涌。

欧美有一首经典老歌《You are the sunshine of my life》：You are the sunshine of my life. That's why I'll always be around……

中国亦有一首广为传唱的革命歌曲《毛主席是各族人民心中的红太阳》：毛主席呀毛主席，各族人民心中的红太阳！千山万水向您欢呼……

太阳，是人们心中至高无上的崇拜。

光热，是人们生活中不可或缺的温暖。

甲骨文之"阳"，左边是"阜"，表示升高的意思；右边是一盏明灯；明灯升高，光明至极。

小篆之"阳"，与甲骨文基本相似，灯下增加了三撇，表示灯光四射。

历朝历代的人们如何解释"阳"字呢？

《诗经·小雅·湛露》：湛湛露斯，匪阳不晞。（浓茂的露水啊，不出太阳就不会干。）

阳，指太阳升起。

《诗经·豳风·七月》：春日载阳，有鸣仓庚。（春日，天气和暖，黄莺处处欢鸣。）

阳，指温暖。

东汉的许慎先生在《说文解字》中说：阳，高明也。从阜，易（yáng）声。（从阜，与山有关。）

战国时，鲁人谷梁赤注解春秋，在《谷梁传·僖公二十八年》中说：山南为阳，水北为阳。（如衡阳－衡山之南，洛阳－洛水之北）

相传为秦汉时所作的《尔雅》中载曰：山东曰朝阳，山西曰夕阳。

由此一析，山之东、南、西三面皆阳。

……

人们在选购房屋的时候传统来说是要讲究一个好风水，但风水学说流派繁复，规矩众多，往往让人无所适从。但是，有一个标准是得到公认的。那就是房屋首选坐北朝南的，最好还要有可供晾晒的向南阳台。为什么呢？

太阳，在我国来看，每日都要沿着"东—东南—西南—西"的方向，一线划过天空，给大地万物带来光明和温暖。朝南，房间的采光才会好，温度才能有保证，这样一来，人们平时积累在衣物、被褥等起居用品里的湿气才得以燥干，不会发潮，不会积湿伤人。潜在的健康影响因素被消除或减少了，人的心情自然而然愉悦起来，房间也会显得生气盎然。

长年卧病在床之人，病态怏怏，其人往往给人以晦暗阴冷的感觉……

在物资不足的年代，肉类、脂类等供应不足，小孩子们，常会患上"佝偻病"：胸骨前突呈"鸡胸"状，走路时出现两下肢向内或向外弯曲的畸形，呈"O"型腿或"X"型腿。病因是由于维生素D缺乏，进而导致钙磷代谢障碍和骨样组织钙化障碍。而维生素D的缺乏除了摄入量不足以外，还有可能是紫外线照射不足，也就是俗话说的晒太阳晒得不够，皮肤基底层贮存的7-脱氢胆固醇未经日光中紫外线照射不能顺利转化为胆骨化醇（即维生素D_3）。南方日照时间长，佝偻病的发病率低；相反，北方日照时间短，佝偻病的发病率就较高了。

春夏时分，天和日暖，草长莺飞，繁花争妍，人们都走到户外来，踏春、远足、登山、旅游、慢跑、练拳、游水……阳光下，大千世界热闹、活跃、律动。

秋冬时分，天凉日冷，草凋莺藏，落叶纷纷，人们都躲到室内去了，厚装厚裹，以避寒气。阳光变得稀薄，世界也渐渐安静。

而亚热带的雨林里，五颜六色的树蛙还在欢腾跳跃，千姿百态的植被为一争头顶阳光而使劲地拔高……北极的冰天雪地里，只剩下零星出动的北极熊，形单影只。环境严酷，大多植物难以存活，地衣紧抓地表，在冰雪覆盖下静延生命。

我们看到，活力的来源——光和热。属阳。

然而，在同一个环境下的人们，也表现出不同的活力。是为什么呢？

外界之阳仅仅是一方面。

人的体内乃另有其"阳"。一般认为男性以阳为本，女性以血为本，故而常见男性的活力尤其是运动活力或运动意向一般来说高于女性。孩童为稚阴稚阳之体，生机蓬勃向上，手足常温，不觉冬寒。老人年事渐长，阳气渐虚，冬日喜在阳光下静坐，汲外温，补内暖。

回赏诗词，一句"人面桃花相映红"，尽道美人的娇艳，唐朝崔护的《题都城南庄》一诗也因而流传千古。桃腮、粉面、红粉佳人，是怎样一幅赏心悦目的画卷？唐代张祜又言："十指纤纤玉笋红，雁行斜过翠云中。"……樱桃小嘴、点绛唇、纤红指……流行至今，受到现代女性的挑战，涂脂抹粉，非红粉不可吗？偏不！个性时代，不少人已有描灰黑唇彩、染褐色指甲、打蓝紫粉底的大胆尝试。但试问有多少看官觉其美艳？为何唇、颊、指，非红不美呢？那是气血的象征，是健康活力的外在表现啊！

化妆为何？为美。美为哪般？为健康模样罢了。

为了生命的活力，人们逐"阳"息居，犹未自知而已。

千言万语，亦道不尽简单的规律，一朝翻阅古书，古人三言两语已尽诠其意："寒热者，春夏之暖为阳，秋冬之冷为阴。当长夏之暑，草木昆虫，咸苦煎炙，然愈炙愈繁，不热则不盛。至一夕风霜，即僵枯遍野，是热能生物，寒无生意，热无伤而寒可畏，非寒强于热乎？此寒热阴阳之辨也。"

逐阳，不等于弃阴，只是更强调"阳主阴从"的理念。形而上者谓之道，形而下者谓之器。肉身其形既成，即已为器，故生命活力全在于这一口真气，一份阳气。人生在世，以五谷为养、五果为助、五畜为益、五菜为充，皆为有形之物，要倚靠阳气运化；外界六淫日积月累，伤人于无形，耗阳损正，故护阳实为要务。

《李可老中医急危重症疑难病经验专辑》自序

能够成为一名中医，是我一生中最值得欣慰的奇遇。

我 16 岁初中学业未竟，毅然从军，西北全境解放后，转入地方工作。23 岁蒙冤，50 岁后平反昭雪。所幸 28 年时光，未敢虚度。逆境中学习中医，并终身矢志不悔，可谓"塞翁失马，安知非福"。46 年来的中医生涯中，闯过重重难关，1978 年经全省统考录用为中医师，1983 年奉命创办灵石县中医院，任院长近 9 年。

我一生大部分时间奔波于穷乡僻壤、缺医少药的山村。农民生活困苦，一旦患病，只能望医院而兴叹。为解救病人疾苦，我苦练针灸，搜集简便验廉的中医治法，力求使农民少花钱而治大病。又因求医者病种繁多，贫病交困，情极可悯。推出去于心不忍，接下来则力难胜任，只好现买现卖，急用先学，白天诊病，夜晚挑灯翻拣资料，读书明理，辩识病机，寻求有效治法，以解患者燃眉之急。故一生所学甚杂，内、外、儿、妇、五官、皮肤各科均有涉猎。自迈入医门，常为破解一则医学难题，弄得焦头烂额，废寝忘食。至今虽年近古稀，仍不敢稍懈。世上无难事，只要肯登攀，正是这特殊的年代、特殊的患者群，以及身处逆境奋发苦斗，锻炼、造就了我攻克多种疑难病的能力。

更由于农村患者，非到危及生命，不敢言医。一发病就成九死一生之局，因不及救治而死者，屡见不鲜，人间惨事，莫过于此。为救危亡于顷刻，我被逼上急症攻关之路，殚心竭虑探索仲圣先师六经八纲辩证论治的理、法、方、药；借鉴后世百家的成功经验，搜集了大量的针灸、救急要方；自针穴位，亲验针灸感应；亲尝毒药及研制速效解毒诸法，参与中毒急救，以积累经验，超常破格用药，独闯新路。在自学中医的第 6 年，终于研制出破格救心汤、攻毒承气汤，救治各类型心衰危症及多种危重急腹症，竟获成功。擅治急症，是中医学的固有传统，历代中医名家大师，人人都是"起死回生"、"妙手回春"的高手，何以现代中医退出急症阵地？时下世人视中医为"慢郎中"，这是中医的奇耻大辱！我呼吁老中青三代中医起而雪耻，不要自卑，不要妄自菲薄、自甘附庸。要充满自信心与豪情，走中医自身发展的道路，攻克世界医学难题。

本书初稿曾蒙邓铁涛老前辈审阅，抱病约见，并亲笔题词，嘉勉后学，不胜感激！有生之年，当铭记邓老鼓励教诲，为中医事业克尽微力。

感谢原山西省卫生厅蒋天佑副厅长、山西科学技术出版社郭博信总编辑，在落实中央抢救老中医经验的工作中，多次屈尊下访，给我以多方面的关怀、鼓励与鞭策。感激之余，反思一生医事的成败得失，凑成了这本医学杂录，自知先天不足，根底浅薄，一得之见，难免偏颇。除了一点为救人命甘担风险的赤子之心外，别无所求。复兴中医，任重道远，愿与青年一代共勉，尚望前辈及同仁不吝斧正。

李　可
2002 年元月

破格救心汤救治心衰实录

我从事中医临床45年，在缺医少药的农村，运用自创破格救心汤成功地治愈千余例心衰重症，并使百余例现代医院已发病危的垂死病人起死回生。21世纪，全球已进入人口老龄化社会。老年易患之心脑疾患，又居威胁人类生命三大杀手之首。本方对多种老年重危急症有泛应曲当之效，可有效保护老年人的生命健康。故不揣浅陋，将本方组成与思路，个人运用的粗浅体会，简介如下：

1、方剂组成与来源

1.1 方剂组成 附子30～200g，干姜60g，炙甘草60g，高丽参10～30g（另煎浓汁兑服），山萸净肉60～120g，生龙牡粉、活磁石粉各30g，麝香0.5g（分次冲服）。

1.2 煎服方法 病势缓者，加冷水2000ml，文火煮取1000ml，5次分服，2小时1次，日夜连服1～2剂，病危急者，开水武火急煎，随煎、随喝，或鼻饲给药，在24小时内，不分昼夜频频喂服1～3剂。

1.3 方剂的创新与思路 本方始创60年代初期，经40年临证实践，逐渐定型。本方脱胎于《伤寒论》四逆汤类方，四逆汤衍生方参附龙牡救逆汤及张锡纯氏来复汤，破格重用附子、山萸肉加麝香而成。方中四逆汤为强心主剂，临床应用1700余年，救治心衰，疗效卓著。心衰病人，病情错综复杂，不但阳气衰微，而且阴液内竭，故加人参，成为四逆加人参汤，大补元气，滋阴和阳，益气生津，使本方更臻完善。但用于救治心衰垂危重症仍然生死参半。细究其因，不外两点：第一、历代用伤寒方，剂量过轻，主药附子，仅10g左右。考《伤寒论》四逆汤原方，用生附子1枚，按考古已有定的汉代度量衡折算，附子1枚，约合今之20g，假定生附子之毒性与药效为制附子之两倍以上，则伤寒论原方每剂所用附子相当于现代制附子 40～60g，而历代用四逆汤仅原方的四分之一至六分之一。以这样的轻量，要救生死于顷刻，诚然难矣！其二，之所以不敢重用附子，乃因畏惧附子之毒性。古今本草，已有定论，附子有大毒。但附子为强心主将，其毒性正是其起死回生药效之所在。当心衰垂危，病人全身功能衰竭，五脏六腑表里三焦，已被重重阴寒所困，生死存亡，系于一发之际，阳回则生，阳亡则死。非破格重用附子，纯阳之品，大辛大热之性，雷霆万钧之力，不能斩关夺门，破阴回阳，而挽垂绝之生命。1961 年 7 月，当笔者救治一例 60 岁垂死老妇时，患者四肢冰冷，测不到血压，摸不到脉搏，仅心口微温，呼吸心跳未停，遂破格重用附子 150g 于四逆加人参汤中，武火急煎，随煎随喂，1 小时后终于起死回生。

按现代药理实验研究，附子武火急煎 1 小时内，正是其毒性分解的高峰。由此悟出，对垂死的心衰病人而言，附子的剧毒，正是救命的仙丹。我一生所用附子超过 5 吨之数，经治病人在万例以上，垂死病人有 24 小时用附子 500g 以上者，从无 1 例中毒。本方中炙甘草一味，更具神奇。伤寒四逆汤原方，炙甘草是生附子的两倍，足证仲景当时已充分认识到附子的毒性与解毒的措施。甘草既能解附子的剧毒，蜜炙之后，又具扶正作用（现代药理实验研究，炙甘草有类激素样作用，而无激素之弊）。而在破格重用附子 100g 以上时，炙甘草 60g 已足以监制附子的毒性，不必多虑。经这样的改进之后，重症病人的治愈率十全。而垂死病人救活率，仅可达十之六七。

由于只见局部，不见整体但着眼于"心衰"一端，而忽视了垂死病人全身衰竭的全局——五脏六腑阴阳气血的散失。故本方的治愈率停滞在生死参半的水平，约 10 年之久，后读近贤张锡纯氏《医学衷中参西录》，张氏为我国近代中西医结合的先驱者。他在书中创立"来复汤"一方：山萸肉 60g，生龙牡粉 30g，生杭芍 18g，野台参 12g，炙甘草 6g，可补四逆汤之不足。其论云："……寒温外感诸症，大病瘥后不能自复，（阴阳气血脱失过甚，全身功能衰竭状态）寒热往来，虚汗淋漓（大汗亡阳，气血将脱）……目睛上窜，势危欲脱（脑危象休克先兆）；或喘逆（呼吸衰竭，气脱于上）或怔忡（早搏心房纤颤，心跳骤停之先兆）；或气虚不足以息（呼吸衰竭），诸症只见一端，即宜急服。"张氏认为"凡人元气之脱，皆脱在肝。故人虚极者，其肝风必先动，肝风动，即元气欲脱之兆也。"（古人论肝，皆与高级神经活动相关，亦即现代之脑危象出现前兆，为全身功能衰竭之最后转归）张氏盛赞"萸肉救脱之力，较参、芪更胜。盖萸肉之性，不独补肝也。凡人身阴阳气血将散者皆能敛之"。故"山萸肉为救脱第一要药"。余师其意，于破格人参四逆汤中重加山萸肉，生龙牡，更加活磁石、麝香，遂成破格救心汤方。方中尤以山萸肉一味，"大能收敛元气，固涩滑脱。收涩之中，兼具调畅之性。故又通利九窍，流通血脉。敛正气而不敛邪气"（此点极为重要，为古今诸家本草未曾发现之特殊功效，可适应一切心衰病人，虚中夹瘀的特征，对冠心病尤为重要）。用之，可助附子固守已复之阳。挽五脏气血之脱失。而龙牡二药，为固肾摄精，收敛元气要药；活磁石吸纳上下，维系阴阳。麝香，急救醒神要药，开中有补。对一切脑危象（痰厥昏迷）有斩关夺门，辟秽开窍之功。《中药大辞典》载："现代药理实验研究证实，小量麝香对中枢神经系统、呼吸、循环系统均有兴奋作用。对心衰、呼吸衰竭，血压下降，冠心病心绞痛发作，均有可靠疗效。"

破格救心汤增强了古代四逆汤类方回阳救逆的功效。破格重用附子、山萸肉后，使本方发生质变。麝香、龙牡、磁石的增入，更使本方具备了扶正固脱，活血化瘀，开窍醒脑，复苏高级神经功能，救治呼吸循环衰竭，纠正全身衰竭状态，起死回生的神奇功效。

2、本方功效与主治

本方可挽垂绝之阳，救暴脱之阴。凡内外妇儿各科危重急症，或大吐大泻，或吐衄便血，妇女血崩，或外感寒湿，大汗不止，或久病气血耗伤殆尽……导致阴竭阳亡，元气暴脱，心衰休克，生命垂危，（一切心源性、中毒性、失血性休克及急症导致循环衰竭）。症见冷汗淋漓，四肢冰冷，面色㿠白或萎黄、灰败，唇、舌、指甲青紫，口鼻气冷，喘息抬肩，口开目闭，二便失禁，神识昏糊，气息奄奄。脉象沉微迟弱，1分钟50次以下；

或散乱如丝，雀啄屋漏，或脉如潮涌壶沸，数急无伦，一分钟120～240次以上。以及古代医籍所载心、肝、脾、肺、肾五脏绝症，七怪脉绝脉等必死之症；现代医学放弃抢救的垂死病人。凡心跳未停，一息尚存者，急投本方，1小时起死回生，3小时脱离险境，一昼夜转危为安。

3、临床应用举隅

应用本方，要严格遵循中医学辨证论治法则，胆大心细，谨守病机，准确判断病势。脉证合参，诸症若见一端，即宜急服。凡亡阳竭阴之端倪初露，隐性心衰的典型症状出一（如动则喘急、胸闷、常于睡中憋醒，畏寒肢冷，时时思睡，夜尿多，及无痛性心肌梗塞，倦怠乏力，胸憋自汗等），急投本方平剂；亡阳竭阴之格局已成，急投本方中剂；垂死状态，急投本方大剂。服药方法，急症急治，不分昼夜，按时连服，以保证血药浓度，有效挽救病人生命。极重症24小时连服3剂。

3.1 肺心病心衰、呼吸衰竭合并脑危象

灵石教育局老干部闫祖亮，男，60岁。1995年3月24日凌晨4时病危邀诊。诊见患者昏迷不醒，吸氧。面如死灰，唇、指、舌色青紫，头汗如油，痰声漉漉，口鼻气冷，手冷过肘，足冷过膝，双下肢烂肿如泥，二便失禁，测不到血压，气息奄奄。询知患阻塞性肺气肿、肺心病代偿期已达10年。本次发病1周，县医院内科诊为"肺心病心衰，呼吸衰竭合并脑危象"，已属弥留之际。切脉散乱如雀啄屋漏，移时一动。前人谓，凡病情危重，寸口脉难凭，乃按其下三部趺阳、太溪、太冲三脉，尚属细弱可辨。此证子时濒危未死，子时后阴极阳生，已有一线生机。至凌晨4时，十二经营卫运行肺经当令，本经自旺。病情既未恶化，便是生机未绝，遂投破格救心汤大剂，以挽垂绝之阳而固脱。加三生饮豁痰，麝香辟秽开窍醒脑而救呼吸衰竭。附子150g，干姜炙甘草各60g，高丽参30g（另纯浓汁兑服），生半夏30g，生南星、菖蒲各10g，净山萸肉120g，生龙牡粉、活磁石粉30g，麝香0.5g（分冲），鲜生姜30g，大枣10枚，姜汁1小盏（兑入），病情危急，上药加开水1500ml，武火急煎，随煎随灌，不分昼夜，频频喂

服。3 月 25 日 6 时二诊：得悉于半日一夜内服完上方 1 剂。子时过后汗敛喘定，厥冷退至肘膝以下，手足仍冰冷。面色由灰败转为萎黄，紫绀少退，痰鸣大减。呼之可睁眼，神识仍未清。六脉迟细弱代，48 次／分，已无雀啄、屋漏之象。回生有望，嘱原方附子加足 200g，余药不变，日夜连服 3 剂。3 月 26 日三诊：患者已醒，唯气息微弱，声如蚊蚋，四肢回温，可以平卧，知饥索食。脉沉迟细，58 次／分，已无代象。多年来喉间痰鸣消失。其妻告知，昨夜尿湿大半张床褥，腿已不肿。正是大剂量附子破阴回阳之效。真阳一旺，阴霾自消。病已脱险，元气未复。续给原方 3 剂，去生半夏、生南星、菖蒲、麝香。附子减为 150g。加肾四味（枸杞子、菟丝子、盐故纸、仙灵脾）各 30g 温养肝肾精气以固脱。每日 1 剂，煎分 3 次服。3 月 30 日四诊：诸症均退，食纳渐佳，已能拄杖散步。计前后四诊，历时 5 天，共用附子 1060g，山萸肉 750g，九死一生垂危大症，终于得救。方中生半夏为降逆化痰要药，用时以温水淘洗 3 次，加等量鲜生姜佐之，既解其毒，又加强疗效。

3.2 肺心病心衰合并脑危象、急性肾功能衰竭

灵石药材公司王桂梅之母，62 岁。1979 年 2 月 4 日，县医院诊为"肺心病心衰并发脑危象，急性肾功能衰竭"，病危出院准备后事。诊见患者深昏迷，痰声拽锯，颈脉动甚，腹肿如鼓，脐凸胸平，下肢烂肿如泥。唇、舌、指甲青紫，苔白厚腻。六脉散乱。摸其下三部则沉实有力。询知患痰喘 31 年，此次因外感风寒，引发暴喘。住院 7 日，始终无汗，已 2 日无尿。视其唇指青紫，心衰之端倪已露。寒饮久伏于中，复感外寒，阴寒充斥内外，蔽阻神明。拟破格救心汤平剂与小青龙汤合方化裁，温里寒、开表闭、涤痰醒神为治：附子 30g，麻黄、桂枝、赤芍、干姜、细辛、五味子、菖蒲、郁金、葶苈子（包）、红参、炙甘草各 10g，生半夏、茯苓各 30g，麝香 0.3g（冲），青竹沥 60g（兑入），姜汁 1 小盅（兑入），鲜生姜 10 大片，大枣 10 枚，1 剂。2 月 5 日二诊：服后得汗，大便 1 次，随即苏醒。小便甚多，一日夜 3000ml。腹部及下肢肿胀，可消七、八，足背出现皱纹，脐凸亦消。嘱原方再进 1 剂。后数日遇于街头，已全好。

按：破格救心汤是回阳固脱，起死回生之剂。临床应用，见机即投，

不可犹疑。本病变虽无"四逆"见证，但阴水泛滥，唇甲青紫等亡阳先兆已露，一经投用，覆杯得救。若等到"诸症悉具，险象全生"，则医者焦头烂额，患者生死难测。又，本证之重度心衰水肿，及肾衰无尿，能于一日之间，十去其八，出乎意料。事后揣摩，除本方温阳消阴，蒸动膀胱气化，茯苓利水之外，得力于麻黄一味，发汗解表，开提肺气。肺为水之上源，主通调水道，下输膀胱。今寒邪闭肺，水道不通，故聚水成肿。肺气开则水道通，水肿迅速消退。此后曾遇多例慢性肾炎水肿及顽固性心衰水肿病例，追根寻源，均有外感寒邪久伏病史，于对症方内加麻黄一味，提壶揭盖，开宣肺闭，尿量迅速增多而愈。

3.3 风心病心衰垂危

灵石土产公司书记吴云凯，55岁。患风湿性心脏病12年，顽固性心衰5年，心功三级。近5年大部时间在医院度过。1977年6月23日，患者在城关医院住院治疗月余。病情加重，急性心衰合并室颤，心率212次/分，已发病危，家属要求中医会诊。9时30分，诊见患者目暗无神，面如死灰，头汗如油，神识昏糊，喘不能言，气息奄奄，小便自遗。唇、舌、指甲青紫，口鼻气冷，全身冰冷，仅胸部微温。腹胀如鼓，下肢烂肿如泥，吸氧，测不到血压，寸口部脉如游丝。五脏绝症已见其三，元阳垂绝，危在顷刻。所幸下三部太溪根脉微弱可辨，是为一线生机。遂投大剂破格救心汤，重用附子200g，加沉香粉3g（冲），油桂3g（冲），云苓、泽泻各30g，以纳气归肾利水消肿。武火急煎，边煎边灌。10时许开始服药，一刻钟后阳回厥退，汗敛喘定。11时30分，知饥索食，心率100次/分，脱险。嘱原方再取3剂，3小时1次，昼夜连服。24日下午4时，水肿消退，心率82次/分，已能拄杖出游。计前后31小时，服附子800g，山萸肉500，古今目为必死之症，竟获治愈。

3.4 冠心病心绞痛发作或急性心梗

属中医学真心痛范畴，内经有"早发夕死"的记述。病势凶险，危在顷刻，当分秒必争，针药并施。先冲服净麝香0.5g，冰片0.05g，含化速效救心丸5粒，苏合香丸1粒。毫针重刺素髎，左中冲，于左内关行提插捻转，约5分钟，痛止。为辨证施救赢得了宝贵的时间。曾治灵石农牧局长查富保60岁，1982年正月初六急诊，经县医院确认为冠心病月余。14时心绞痛发作，含化硝酸甘油片，可缓解半小时，不能为意。18时许，绞痛再发，含剂及亚硝酸异戊脂吸入无效。内科会诊拟诊急性心梗，建议急送省级医院抢救。因时间紧迫，寻车不易，乃邀余诊视。见患者面青惨，唇、甲青紫，大汗而喘，肢冷、神情恐怖，脉大无伦120次／分，舌边尖瘀斑成条成片，舌苔灰腻厚。急予上法针药并施，约10分钟痛止。患者高年，肾阳久亏于下，春节劳倦内伤，又过食肥甘，致痰浊瘀血、阻塞胸膈，真心痛重症。且亡阳厥脱诸证毕见，遂投破格救心汤大剂变方：

> 附子150g，高丽参、五灵脂各15g，瓜蒌30g（酒泡），薤白15g，丹参45g，檀香、降香、砂仁各10g，山萸肉90g，龙骨、牡蛎、活磁石、郁金、桂枝尖、桃仁、灵脂、细辛各15g，莱菔子30g（生炒各半），炙草60g，麝香0.5g，三七粉10g（分冲）。2剂。

上方以参附龙牡磁石山萸肉救阳敛阴固脱，红参、灵脂同用，益气化瘀，溶解血凝。瓜蒌薤白白酒汤合莱菔子，开胸涤痰，消食降胃；丹参饮合郁金桃仁三七麝香，辟秽开窍，化瘀通络，细辛散寒定痛，桂枝引诸药直达心宫。加冷水2000ml，文火煮取600ml，3次分服，2小时1次，昼夜连服，余守护病榻，20时10分，服第一次药后一刻钟汗敛喘定，四肢回温，安然睡。至正月初七上午6时，10小时内共服药2剂，再附子300g，诸症均退，舌上瘀斑退净。予以培元固本散一料治本（三七、琥珀、高丽参、胎盘、藏红花、黄毛茸等），追访10年未发。余以上法加减进退，治心绞痛百余例，心梗及后遗症12例均愈。其中1例为心肌下壁梗死患者。说明培元固本散有活血化瘀，推陈致新修复重要脏器创伤的殊效。

3.5 冠心病心衰并发频发室性早搏，纤颤休克

中央七二五台家属王桂梅45岁，1998年11月27日，急性休克收住汾局医院内科。诊为"冠心病心衰并发频发室性早搏及纤颤"，经抢救1小时，病情无改善，其婿电话向余征询治法。询知患者心跳248次／分，心区剧痛，大汗不止而喘。症情凶险。遂电告破格救心汤大剂急煎令服，约服300ml，脱险。次日诊之，脉促134次／分，尿多不渴，舌红少苔，

腰困如折，乃嘱原方加麦冬、五味子各 15，以救阴，一日连进 2 剂。第三日下午，早搏消失，84 次 / 分，出院，令改用本方平剂 3 剂。每日 1 剂，以资巩固。追访 1 年未发。

4、结语

破格救心汤的创制，继承发扬了古圣先贤四逆汤类方救治心衰的成功经验，并师法近代中西医结合的先驱者张锡纯先生救治各类心衰休克的学术经验，大胆突破，破格重用附子、山萸肉。经 40 年反复临床验证，本方较之古代及现代同类方剂，更全面，更有效，更能顾及整体，纠正全身衰竭状态。在救治各类各型心衰垂危急症方面，不仅可以泛应曲当，救生死于顷刻，而且突破了古代医藉所载五腑绝症、绝脉等必死之症的禁区及现代医院放弃治疗的垂死病人。一经投用本方，多数可以起死回生。唯中药汤剂，煎煮费时，抢救急症，难免缓不急，贻误病机。若能通过大量临床实验研究，筛选主药，改变剂型，静脉给药，则必将在此领域，取得重大突破。

中医沉浮深

我最新来自民间，是最朴的立脚根基。古来经典围绕考试录用。且是国家任命的最中医临床者。不似学院考。"这样未术"很好说。怎么写，怎办想。

30076 字

当代隐医李可　谈人体"阳气与病"

我一生所用附子超过五吨之数，经治病人在万例以上，垂死病人有 24 时用附子 500 克以上者，从无一例中毒。

79年临统计案已超过50吨。玖年月平均50kg

阳气者，若天与日，失其所则折寿而不彰。故天运当以日光明。是故阳因而上，卫外者也。

要害、关键点、米室诸作用。

回郎

恢复阴阳升降运化之规律

阳为统帅，阴主于阳而统于阳。

阴者，藏精而起亟也；阳者，卫外而为固也。

生发　藏长

凡阴阳之要，阳密乃固，两者不和，若春无秋，若冬无夏，因而和之，是谓圣度。故阳强不能密，阴气乃绝；阴平阳秘，精神乃治；阴阳离决，精气乃绝。

一阳生阴长，阳杀阴藏，阳回则生，阳亡则死。故生死关头，救阳为第一大事。

兑说详　《黄帝内经·素问·生气通天论》

"易"无极、太极、两仪、八卦…尽皆回归到混元一气等一次重复 进入变易暖层

坐度

译文： 人体的阳气，犹如天和太阳。要是丧失了它的本来作用，就会使人减损寿命而且没有明显的表现。上天的运行，乃是借着太阳来昭示其强盛作用的。与之相应的人体阳气，也是遵循同样的规律而向上运行并发挥卫护身体的作用的。

阴气的作用，是使精气藏守于内并且化生阳气；阳气的作用，是在外卫护人体并使肌腠得到固密。

人体阴阳的关键问题，是阴气能够藏守在内而阳气能够固护于外。如果出现偏盛而使二者不能和谐，人体就会出现像只有春天而没有秋天、只有夏天而没有冬天一样的病变。根据情况来使阴阳保持和谐，这是圣人调养身体的法度。要是阳气过于旺盛而使得阴气不能藏守在内，阴气就会衰竭；只有阴阳平衡致密，人的精神才能健旺；如果阴阳完全阻隔而不再交会，人的精气就会丧失殆尽。

元阳尽散于外而不能藏（肾主藏精）冬　有点生道。

尤其　少阴　尤其太阴（胃气）至为女根，西火生土，火又为土根据基。阳根浮动则危，阳根拔陷则危！

上篇

人啊　应该逐"阳"息居

阴和阳是事物的两个相对的属性。一般来说，凡是运动的、外向的、上升的、温热的、无形的、明亮的、兴奋的，都为阳性。相对静止的、内守的、下降的、寒冷的、有形的、晦暗的、抑制的，都属阴性。

中医学理论素来讲究阴阳平衡，正如引文中所言："阴平阳秘，精神乃治；阴阳离决，精气乃绝。"按此"平衡思想"，阴阳之间是平等的关系，当两者处于

半斤八两了错！

1

经李可审阅的稿件，写满密密麻麻的文字，旁批、注释、建议，大字、小字、钢笔字、圆珠笔字，黑字、红字，不知老先生已细细翻阅多少次！一丝不苟、咬文嚼字、性情尽表，通稿看下来，已亲历一场与老先生的恳切对话。

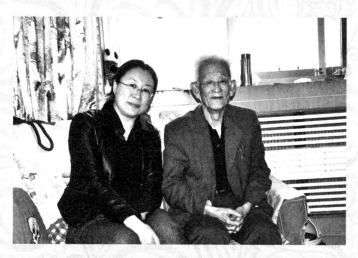

再访李可：启示阳气的禅机

（二〇一〇年）

未尽之思："阳虚时代"还有多远

子专题："扶阳主义"正走红

"最初侵犯身体的病邪啊，没有及时驱出去，它就会内藏，成为一种伏邪。伏邪就在里边损伤人体的阳气，阳气一弱，病越好不了，越缠绵难愈。从外边来的病邪，它的出路还在外边，还让它走了就对了。来路就是去路。

四逆汤是个根本，它主要就是补先天元阳，帮助阳气通达的，阳气所到之处，任何病都生不了，一旦阳气不到，就是病。这是我一贯以来的观点。"

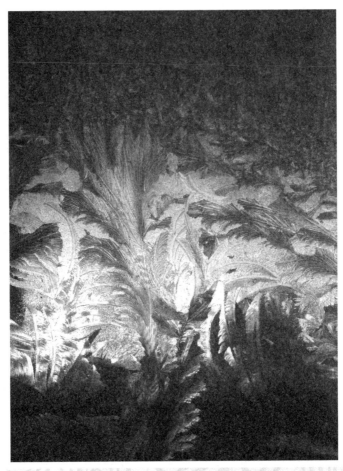

　　"生态童话"读物《鸳鸯孩儿》，描述了这样一个故事："鸳鸯孩儿"是一对兄妹，有一天，他们来到长白山岳桦林，林中有一座大玻璃房，窗户上已结满了霜花，一丛丛，一片片，像极了繁茂的热带植物、汹涌的大海波浪……哥哥银哥好像在那片风景中看到了自己的家乡，他不顾一切地扑入霜花，居然融入其中，来到另一个世界——那里有一大片银色的热带丛林，穿过丛林和奇异的风景，他真的回到了家乡，看到了父亲……太阳的光芒越发热烈，霜花融化前，银哥从窗上跳了下来，又回到一片冰天雪地的世界，霜花里的世界，仿佛只是一个梦……

　　在东北，每年的隆冬时节，家家户户的玻璃窗上，都会攀上成片的霜花，隔开了屋内的温暖和外面的严寒。有人说，霜花上的图案大多是生长在南方的热带植物，芭蕉、香蕉、椰子……是不是想告诉我们，寒冷，并非肉眼所见那样直白，在它的内部，封藏着一个火热的世界？

　　大自然有太多奥秘，她将一部分，藏在了霜花里，比如太阳与冰的关系，热与寒的关系，阳与阴的关系……

捍卫阳气不生病
纪念一代大医李可

往灵石去

　　2007 年访谈李老后，我们出版了《人体阳气与疾病》一书，以及《中华中医名流》中"传奇名医细说'阴阳'"专题，"阳气不足是百病之源"的健康理念，随之深入人心，为普通民众看待生命和疾病，开启了一扇全新的认识之门，让当代人第一次深刻认识到远离寒冷生活，爱阳、护阳对健康的重要意义。

　　之后两三年，难得机会与李老再聊，只是通过一些朋友，通过网络，得知老先生仍挺着一杆瘦弱的身躯，辗转各地讲学、呼吁；距离虽远，也能感觉到老人家对中医的那份情怀。对于"中医复兴大业"，老先生没有一丝惜力；而面对一些人士对"扶阳"理论的质疑之声与尖锐诘问，他也完全没有闪烁、或退居二线——其视"阳"为唯一真理，重用附子、细辛等大毒之药，动辄数十味药的大方子……正引发争议无数！

　　这些李可手里的救命至宝，究竟是逆转急重症时的"特需"手段，还是可以推而广之，成为中医临床治疗疾病的普遍真理？从刘力红率众尝附子，到附子理中丸的销售势头几乎盖过六味地黄丸，再到"扶阳"理念追随者每天吃"附片"养生……中国人，真的已经集体阳虚至此地步吗？

　　思考未尽。

　　2010 年，寻访至山西平遥，此去灵石不远，给李老打电话，他恰在家中，就这么奔往灵石，再拜老先生。

　　一路忆及北京初见，那时李老还是隐逸民间的大医，又像战士，冲锋在前；这次来，很为他担忧，知道他一直处于极度劳累的工作状态，同时也抱着几分悬念：

　　这几年来，媒体火热宣传"扶阳派"、"李可"等招牌，如造神运动；李老，他现在会是怎样？

　　以及，在体力上能否接受我们的访问？

山西四面皆山，中间是平原，太原；东边是娘子关，北边是平型关。进山西只有两条路，从南边走，得先进入陕西，过重重大山；从东边走，一路往西，就要过娘子关。

我们从东往西进，路上所见，多处流露着"阳"的气息：过了娘子关，是昔阳县，大寨就在这里，第一个"阳"字出来了。然后过阳泉市，再往里，是寿阳县。

这样一路过去，到了太原，便转头向南，往灵石的方向去。"人说山西好地方，地肥水美五谷香，左手一指是太行，右手一指是吕梁，你看那汾河的水呀，哗啦啦地流过我的小村庄……"从太原往南去，走向正如这歌中所唱。

车子进入灵石，这是个不大的小城，李老家在一个很不走眼的小区里，听指路的人说：每天找他的人多得很，都是通过街道办事处，再不就是派出所，总能给指来。尽管他搬了几次家，也是能够找到的。

我们到达李老家时，他刚吃完治疗中风的药，一喝喝了半盘，师母还在那边忙着煎煮，都是大方子，每剂药就有一大包。

那是上午的十点多钟，李老坐在靠窗户的位子上，背对窗户坐着，我现在还记得那个气氛：近午的阳光，透过窗户照在李老的面容上，显得非常直接，透射了一种无奈，一份孤独，此时，他只是一位瘦削的老人……

访谈时间：2010 年 9 月 19 日～25 日
地　　点：山西省灵石市

李可："我得休息了。"

田 原：李老，我来看您了，您气色挺好的。

李 可：诶，我这些日子还闹病，这段儿恢复得还可以。

田 原：这次也是中风?

师 母：对。

田 原：又是流口水，说话不流利?

师 母：对，这个手就不能动，整个半边就不能动了，吃饭都是用这边这个手。

田 原：吃药吃多长时间了?

师 母：去年5月份就开始吃了，你算算。一直就吃药，每天吃一大袋呢。好两天再待两天。

田 原：李老这半年还出去吗?

李 可：没有，哪里也没有去。

田 原：听说您这些年一直在忙着《圆运动的古中医学》下册的点校工作?

李 可：这个书和之前出的原来是一套，一整套的东西。彭子在1947年，临终前最后定的稿。费了好几十年，最后才把这几稿收集全。有50年了吧，全国跑，只要有点信息就去，差不多有可能的地方都去了。

田 原：下册有多少文字?

李 可：比上册多十多万字。去年吧，我这儿的点校就弄好了，给编辑送去了。但是呢，听一些读者说，书的盗版已经出来了，正版还没有出来。这回可能是要合订在一块儿，这样基本就出全了。

田 原：盗版都出来了？这是个问题。也说明大家多盼着这书。

李 可：因为现在网络的信息传得很快……人家找到这些古籍资料以后，马上就在网上公布了，有些出版社觉得这是个赚钱的事儿，就抢啊，抢着先出，结果呢？粗制滥造的就印出来了。里边错字、错段多得很啊。可是不像话，现在……

田 原：又看病，又校书，还到各地参会、讲学，您也是太累了。之前采访您，我们出的那本《人体阳气与疾病》，挺受大家欢迎的，很多人说，这本书对阳气与疾病的关系，有一个深入浅出的讲解，大家对阳气的重要性，在基本的认知后，也上了一个高度。自从这本书出版以后，我接到很多、很多电话，全国各地打来的，都找您，"您告诉我吧，李老的电话。"我说我坚决不能说，李老太累了。可我知道还是有很多人，千方百计地，直接就找到您这儿来了……

师 母：我们家每天都好多病人，天天守着、堵着，经常家里就站得满满的。尤其礼拜六、礼拜日，病人特别多，因为是休息日，从外地赶来的病人嘛。

田 原：师母也很累，也挺不容易的。

师 母：他太累了，没办法的。每天都这个样，没办法。以前他们来吧，我也放一些人进来，现在不放了。有的放有的不放，不好办。家里每天人来人往，鞋啊、帽啊的，摆了好多。后来我就不放了，谁也不放了。

田 原：师母您今年多大年纪？

师 母：我快七十了。

李 可：她也中风，我们俩一起吃药。

师　母：我是着急！他现在一点精力也没有了，耳朵现在也聋，眼也不行了。

田　原：耳朵有点背了？

师　母：背得厉害了！不是一般的背。

李　可：我得休息了。

田　原：我看也是，要是有一段时间休息，不看病人就好多了。

李　可：哎呀，这个很难做到。没有办法，有些很重。

田　原：找一个没人认识您的地儿。搬家吧，搬个家就好了。

师　母：搬家？到了老鼠洞里也能找到！我们电话不接，就会有好几个人来给我们修电话。跑到派出所里去问：到底这个人到哪里去了？你说你不是跑到老鼠洞里也能找得到？……我说这也有一个好处，人丢不了。没办法的，真是。出去也是，出去了就不知道哪里传出去消息了，病人就都知道了……

田　原：正常的日子都给打破了。吃饭还行啊，李老？

李　可：不行。越累越不能吃饭。

田　原：睡觉呢？

李　可：睡觉也不太好。

田　原：唉，这可咋办……师母，李老是不是喝完药难受，现在感觉有点恶心？

师　母：肯定恶心啊，他有反应啊！

田　原：对，李老说过，"药不瞑眩，厥疾弗瘳"，治中风的药吃完后，要"瞑眩"才有效。之前中风时，服用小续命汤，也是晕过去好几次。李老，您现在头有点晕是吗？

李可：嗯。

[访谈札记]

每一次谈到中医，李可都会谈到彭子益，恭恭敬敬地尊称彭子。在李可的心目中，这是一位真正学贯古今，将中医学原旨、原貌继承下来的伟大医者，也是将他真正带入中医之门的先师：

"1967 年，一位中医朋友也被批斗，他被抓之前交给我 4 本麻纸的小册子，我后来才知道，这就是《圆运动的古中医学》中的 4 篇。他告诉我这是中医的根基，有朝一日一定要争取出版。对于《伤寒论》的认识啊，彭子益是古往今来最高的一个，从他那个路子，你就可以入门，你就可以登堂入室。我这样才入了医圣张仲景之门，奠定了'肾气与中气'为人生命之两本的认识，牢记：生死关头，救阳为急。"

出于对朋友的承诺，更出于对先师的一份报恩，保住古中医之根，李可一辈子都在为彭子遗书奔忙，从搜寻古本，到版本比较，到字句点校，到交付出版，再到传播推动，他心里始终绷着这一根弦。

在李可的精心编校和大力传扬下，《圆运动的古中医学》受到了越来越多人士的关注，不仅中医学子，甚至研究中医哲学、传统文化、现代自然科学和博物学的相关人士也都看到了这部遗书的珍贵价值。

这一位民国初年的实验系统医学派创始人，在面临西学东渐的风云动荡中，以崭新的视角为中医的浴火重生找到了一条出路，在相关著作的自序概要中，他将自己的发端这么写道："居今日科学昌明时代而编著学中医的书籍，一要不只保存中医原有的功效，而且要能增加中医原有的功效。并且要缩短学习成功的学程。方能引起学者的兴趣，而学到成功。而增加功效，缩短学程，学到成功，必先使学者彻底认识古中医学本身真相的究竟。"

拆析古中医，必得跳出古中医自语体系，"自古以来的医书，未曾将人是大气生的一语道破，只有似是而非的说法，无彻底明白的说法"，必须要"求有原则有系统"。他眼中的人体生命和疾病医学，跳出了以往的含浑，仿佛偷得了西学一缕天光，获得了思维上的一种简洁清新。"古中医学人身与宇宙，同一大气的物质势力圆运动之学也。"这便是"新旧医学原则上一致之点"！

但，这个体系如何与世人说清？"用中医原有名词，以有原则有系统有证据的科学方法编成之，不掺入一句西医名词，因物质势力运动的原则，中西是同的，物质势力运动的方法，却不同。中医的物质势力运动，是整个不可分析的，是圆的，是活的，不是死的。如掺入西医名词，中医学的本身真相，反遭掩晦；不惟功效不能保存，中医的本身必致灭亡。"

中西医之争，早有明眼！是故李老也未再多言，只踏踏实实，一字一句将彭子遗书誊清来，公之于众，群众的眼睛是雪亮的，必得受益。

展卷阅读《圆运动的古中医学》，最先看了"生命宇宙篇"，彭子将圆运动在古今中外自然科学中的体现一一点出，虽不尽详，但对于我们接受现代思维训练的人来说，眼界已足够开阔——人身与宇宙，真乃同一大气的物质势力圆运动之学，发人深省。

既对接上了现代人的思维体系，语言表述又简洁直观，毫无古文门槛，《圆运动的古中医学》迅速掀起近当代人们自学中医的热潮。书里书外，我们体会着李可对它的一片用心，绝不仅整理医籍，他在意的是给人们树立圆运动本身所饱含的天人相合观念，这才是古中医的内核。

如今，有心的学人在入门后，更多地将彭子的"根脉"进行深挖，从清代黄元御的《四圣心源》一路追溯张仲景的《伤寒杂病论》等四大经典，又做了更多的学习和解读。

中年大任，身体最容易出问题

李 可：你们这个年龄要注意休息，中年大任，身体最容易出问题。劳倦是内伤啊，受伤害的是五脏。

田 原：像我们这样每天的劳累，采访、写作。当你感觉到疲倦的时候，其实已经伤害到五藏了，对吗？

李 可：对啊！已经走过极限了。

田 原：李老这是给我们敲警钟呢。确实，近段时间，我的眼睛，每到下午的时候，花得厉害。上午的时候，看电脑屏幕上的字能看得到，下午就不行了。身边同年纪的编辑同事很多人都有这个问题。

李 可：我给你一个方。这是现在国内最好的附子，炮附片，很薄的。

田 原：120是指什么？

李 可：就是密度，药店的人都知道，这是筛子的规格，120目筛网，用这么细的网滤粉。热黄酒调服。长期小量服用，你就没有病了！

田 原：行，谢谢李老！

还有一个问题，我代表大多数人向您问一下，现在很多人处于亚健康状态，人到中年以后，耳鸣、头晕，处于很疲倦的那种状态。

李 可：可以试着用点真武汤，解决"水"的问题。但这个也不一定，这种情况比较复杂。

田 原：耳鸣在中西医里边都很难吗？

李 可：主要还是相火不能归元。

睡好觉了就好受些，主要还是疲劳过度。"睡"和"水"是近音的，这里边有一个秘密：睡通水。睡觉本身就是一剂良药，它可以指水、指冬、指北、指肾，可以帮助身体恢复这个时空上的合理格局，身体得以正常运转。

《内经》不是讲"君火以明，相火以位"？这个位很重要，这个相火应该在什么地方？君之下，水之中，如果它离开水，跑到这个君的前面、上面去了，实际上就是你不应该跑到上面去，你应该回去。但是它脾气很暴，你要顺着来，你不要揍它，你不要骂它，这个就是引导。

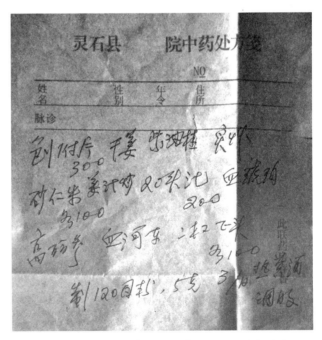

肩扛大梁的中年，是身体最容易出问题的转折时期，李可为处于困境里的中年人送来了一剂保健方，缓解劳倦导致的五脏内伤，守住健康。

力荐四逆汤：疾病的来路就是去路

旁人眼里的毒药，在李老这里，却可以用来养生。甚至曾说"北方六十岁以上的老年人，都可以用'四逆汤'作为保健"。

我向他求一帖平时预防感冒等小病的妙方，李老仍旧推荐"四逆汤"。关于"四逆汤"，人们最耳熟能详的大概就是它能"回阳救逆"，听起来颇有些传奇色彩，好似当年白娘子历尽千难万险，才采回的"回阳草"那般，有起死回生的功效。临床上，李可也确实常在病人处于生死一线的危急状态时，先喂服"四逆汤"救阳，争取更多的抢救时间。但近几年来，我不时有个疑问：中医的救急方子，真的可以同时作为安全的日常保健药物吗？它是否会不断激发肾脏之中所潜藏的阳力，也是一种过度耗散？就比如西医在抢救病人时，会适当使用肾上腺素，增加心脏收缩力……

田　原：现在有很多读者，打电话到编辑部：我想找李老，看这个病那个病。我是想，能不能通过您这儿和大家说一声，一是不要来找李老，远水解不了近渴，自己平时调治未病更现实。这一次来，也请您对于最普通的病：感冒、鼻炎之类的，给大家一点提示，从哪些方面注意一些。怎么看待小毛病？有没有一个大家自己可以掌握的清晰思路？

李　可：从中医治未病的大道来说，小毛病比大病更需要得到重视。

现在的治病方法，有些本来是很简单的病，弄得很复杂化了。比如说一个感冒。感冒是从外边来的，它的出路还在外边，还让它走了就对了。

田　原：怎么个走法？

李　可：开表气啊，给它放出去。最初侵犯身体的病邪啊，没有及时驱出去，它就会内藏，成为一种伏邪。伏邪就在里边损伤人体的阳气，阳气一弱，病越好不了，越缠绵难愈。现在都是用消炎的方法，消炎用的这类药是很寒凉的东西，一消炎，外邪冰伏于内，只能是一次比一次藏得深，一层一层的，五藏都受到影响了。如果老是好不了，时间久了，太阳、少阴这两方面都会受到很大的影响，这就已经深入到根本了。

田　原：那感冒在您这儿就不分风寒风热了，把它驱逐出去就是了？

李　可：就是这么一个道理，所以啊，从小外感上来的慢性病症，要从根本上医治。

田　原：像今天到您这儿来的这位鼻炎患者，其实国内得这个病的人特别多，很多人都不太在意。如果说自我调理的话，您建议他们一个什么样的大法呢？

李　可：大法，平常就用四逆汤保养就行，它自然就会让所有伏寒都外透了。

病　人：鼻炎很痛苦啊，去年一年时间，我每天早晨一醒来，鼻子就发痒，必须马上站起来，一立起来，鼻子就开始哗哗地流涕水。冲到厕所去，一路还猛打喷嚏，严重的时候打几十个。要清干净，让鼻涕止住，一搞就是半天几小时，每天都是这样。西医说这是过敏性鼻炎，听说这个病厉害了就慢慢地会长东西，还要开刀。我这两年就感觉记忆力下降得很快。我是受我岳母的影响，来看李老的书，还有李阳波的书。今年春节前，吃过四逆汤，好一些了，以前鼻子真的就是，边走边哗哗地流。

田　原：李老在全国范围内影响了很多人学习中医。

病　人：我现在觉得，中医是中国传统文化很重要的一部分。以前就只是从文学角度去看，读的西方哲学多一点，后来发现，其实中国的哲学，西方的哲学是差不多的，都在找差不多的事情，一样的核。

四逆汤治的病挺多的，我岳母本来是神经性皮炎，怎么涂药膏都不行，后来到李老这儿来看，用了四逆汤，就好了。

田　原：李老，四逆汤，皮肤病也能治？

李　可：四逆汤是个根本，它主要就是补先天元阳，帮助阳气通达的，阳气所到之处，任何病都生不了，一旦阳气不到，就是病。这是我一贯以来的观点。

田原：可是更多人认为，先天这个元阳很不好补。

李可：是啊，所以这个方子要坚持吃。"冰冻三尺非一日之寒"，阳气的受损，怎么可能一两天就完全修复？要比较长时间的，小剂量，作为一种养生品，就像我们喝茶一样，渴了就喝一点。

田原：保健用的剂量一般是多少呢？

李可：每个人不太一样，伏寒的程度，深浅也不一样。一般来说，就用9克左右。年龄不用太在意，二十几岁到六七十岁都可以，无所谓。

田原：总而言之，它的大理就是把很多伏藏的疾病驱逐出去？

李可：来路就是去路。

田原：哎，来路就是去路，李老说的这个话！语带禅机！
这个"解结"的方法跟大流的观点不太一样，一般以为，如果是久病，就要从里去解了，不会考虑到再驱赶到皮表，从外边，也就是外邪来时的路去解。

李可：我早年写书的时候，特别在一些医案里说起过"伏邪"和"透表"的关系，也可能很多人没有注意到。民间有句话：伤风不醒变成痨。这说的就是外邪怎么变成了伏邪！

田原：是呀，我们上次聊阳气时，您说起治过的近百例抑郁症，基本就是用四逆汤，逐日加附子量，用到一定程度，病人出一身臭汗，就有说有笑了，病也烟消云散。看似简简单单的"汗水"，还有这么多奥秘，不仅普通意义上的外感，连抑郁症这样的心病，都可以走这条路解除，很有启迪啊。

现在不管干什么，都流行个"经典语录"，用时髦的说法，李老简直可以被称为"经典语录帝"，老人家一句话，便能一语中的，道明其中道理。道行尚浅的人，往往猜不透，也就忽略过去了。

多年前，第一次采访李老时，我就犯过这个错误，忽略了一句关键用语：疾病的来路也是去路。

这次到灵石，老人家又提及，虽然鉴于他的身体状况无法追问，但却牢记在心。曾经，我们在谈到李老的拿手"绝活儿"——拯救重症心衰患者时，谈到过这个话题。我理解，这是李老"救阳"、"托邪外出"的机要——不仅要扶阳，振奋自身，同时也要给病邪以"出路"，务必肃清"敌害"。

再阅《李可老中医急危重症疑难病经验专辑》，特将以下话语摘选出来，凝视细读，希望有心人能够洞悉只字片语中的无穷奥妙。

"邪之中人，初必在表。失治则由表入里，正气愈虚，邪陷愈深。待病邪深入血分，侵入五脏，在治疗上侵成'半死半生'之局。凡久治不效、反复发作的重病、顽症、痼疾，或交节病作类疾病，必有六淫外邪深伏。

但既有伏邪，必有征兆。邪正相争，宿疾发作，便显示病邪盘踞的经络脏腑。此时，因势利导，扶正托透，常可一举破其窠穴。故《内经》说'善治者治皮毛'，不单是为表证立法，也是治疗重、难、痼证的法宝。'诸症当先解表'这样一条极平淡的治法，却寓有神奇的妙用。喻昌创'逆流挽舟法'，更谓：'……邪陷入里，虽百日之久，仍当引邪由里出表。若但从里去，不死不休！'所论虽为痢疾夹表湿内陷者立法，而万病一理，凡沉寒痼冷诸症，外邪深陷入里，冰伏难出者，非汗法不能解此死结。"

放、化疗当道，肿瘤的困局仍在继续

正聊天的时候，突然门开了，上来两个人，拎着很多礼品盒子，大盒小盒，一看就是来求诊的，先放在那儿，打了几声招呼，匆匆忙忙又下去，完后又上来，说要找一把椅子。

半天我们才明白，楼下有一位癌症患者，七十多岁，上不了楼，需要抬，抬上一层，让他坐在椅子上，歇一会儿啊，再上。李老说，不用上来了，我到下边去看。但家属坚持，终于上来了。

李老的身体也还处于恢复阶段，又刚喝过必致"瞑眩"的汤药，在交谈时，能明显觉觉到他的疲劳感，气息有些急促不稳，但当他端察坐在椅上的老人时，当他把三根诊过十数万病人脉搏的手指搭上老人手腕时，完全进入了另一个状态：眼神晶亮而专注，透射出洞悉一切的锐气和霸气，又是一派大将风范。

田　原：李老，您后来这一两年接触的，来找您的病人，是不是多数是重症，像癌症什么的？

李　可：对，这些病人更多一点，大概有几千人吧。一般的慢性病、小病都拒绝了，看不过来，急危重症看得多一些。

[诊病现场]

李　可：（问病人家属）从哪儿过来？

家　属：从临汾。我们是慕名而来，买了您的书。

李　可：病了多久了？

病　人：春节前后，有点消瘦，完后就去检查身体……

李　可：现在主要感觉怎么不好？

家　属：经常气上不来。

病 人：当时马上送到北京医院，说是前列腺肥大，手术切除了。后来病得厉害，我的小女子说，只能找您，找李可老大夫，我们那儿有个人在您这儿看过病。现在这个体力活动不行。

家 属：属于肺腺癌。

病 人：放疗了，也化疗了。前天刚从北京回来。这是办出院手续时的本子。喘得不行，上不来气。

李 可：出汗吗？

家 属：也出，但不一定。

李 可：你张口，我看看。

病 人：以前心脏搭过桥。

李 可：哪一年？

家 属：是 2001 年，搭了 5 个桥。后来堵了一个。这次做这个手术本身难度也比较大，他有高血压、糖尿病、前列腺炎。

田 原：怎么听说的李老啊？

家 属：是我的小女子，特别崇拜李老。

病 人：小闺女见识，说看中医。

家 属：在北京医院的时候，买了李老的四本书。

李 可：吃饭怎么样？

家 属：胃口也不太好，昨天一天没吃饭。

病 人：前天呀，我儿子给我拿了个海参，吃了以后，昨天一天，几乎都没吃饭。

李 可：糖尿病已经多少年了？

病 人：一年多。

家 属：以前是吃药，现在手术，打了胰岛素。

田 原：高血压呢？

病 人：高血压是在心脏病犯了以后才发现的。

家 属：心脏病是 93 年得的。自从搭了桥以后再也没有发过。很注意心脏啊，年年去检查两次。

李 可：痰多不多？

病　人：现在不太多，老想咳嗽一下，也没痰。

家　属：他为什么这么喘，一个是20%的肺去了，切了一个肺叶，剩下4个肺叶，这儿空了。医生说属于代偿性呼吸。

田　原：早期有什么症状吗？

家　属：没有什么，就是有点小咳嗽。

病　人：以前身体挺好，刚查出来以为是虚惊一场，才去的北京。现在已经动完刀一个月了。

家　属：他这个喘，就是做完手术，老心慌气短。

田　原：不抽烟，不喝酒？

家　属：做手术以前抽烟，抽了十几年。做了手术再也不抽了。

患者的腹水很严重，已经确诊肿瘤晚期，我们想看看李老怎么调理，但他没说太多，拿过笔，前边摆一个小凳子，就在那儿开起处方。

他在沉思。构思方子的过程，就像在构思一篇很大的文章。眼神啊，眉毛轻轻挑动，正经历着一系列的思想活动。这些中医大家在看病的过程当中，不仅仅是思考，还融进去了很多感觉因素，似乎正在感觉，这一味药材在人体里边分解、融会、经过了哪些脏腑……复杂而奇妙的一个旅程。

最后，李老开出一个很大的方子，一个小时已经过去了。

李　可：这是十服药，吃完以后再看。

家人合力抬着老人下楼去了，留下一个亲属，问李老：还能不能救，还能活多长时间？

李老开始不回答，家属又反复地追问，语气谦卑、急切，终于得到了答案：吃十天看，能救就救过来了，救不过来也是没办法了。李老的语气稍有一点责备，病人折腾这么长时间才到这儿来看，放、化疗也都做了，太糊涂！

终于把这家人送走，我们才感觉到：癌症到了这个程度，在这样的大医手里，也是难以回天的。

即便这样，李老仍然在做最后一丝努力，精心去完成一个完整的诊治过程。给病人看病时，他自己也在不停地咳嗽，看方时，更是烟不离手，一支接一支，一盒抽光了，又拿出一盒来。一向知道李老喜好吸烟，但此时此刻，他似乎只是想从尼古丁中获取一些力量，支撑着自己接诊连续不断的病人。

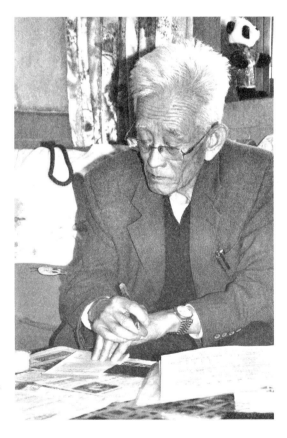

李可正在开方。眼神，眉毛轻轻挑动，如同在构思一篇大文章。

田　原：李老，刚才这位肿瘤患者，是不是动了手术以后才到达这个程度的？

李　可：其实这个问题我很早已经强调过，国内现在对肿瘤的认识还停留在十几年以前。

现代医学最发达的美国，十年以前已经不主张搞这个放疗、化疗、手术了。

为什么？他们做过两个实验。一个就是上次说起的，给一部分 60～80 岁这个年龄段的老人，正常死亡的，做尸体解剖，发现几乎 100% 的人有肿瘤，有的有十公分，一个拳头这么大。

但他们属于自然死亡，和肿瘤没有关系，生前也没有发现。这说明肿瘤可以和人共存，如果你元气旺盛，它就不能为害，它存在但是不能为害。

现在科学这么发达，随便一检查，看到某一个地方，有一个小瘤子，马上就做了手术。

一个手术，一个放疗，一个化疗，凡是使用这些介入方法的病人，必然要复发，为什么？因为这样做了以后，人的体内啊，生长了一种异常生长的因子——异常生长因子Ⅱ，它就是在人体正气衰弱的情况下，帮助瘤子扩散的。

所以现在国外已经不主张放疗、化疗了。

田　原：李老您这两三年看到的，放、化疗之后和没有做放、化疗的人相比，是不是有一个基本的不同？

李　可：不同可大了。没经过放、化疗的人，治疗起来比较快，但也不能说容易，因为现代人受的影响太大，太重，病人的心理压力太大。

田　原：不少中医人都有一个共识，很多肿瘤病人不是病死的，而是吓死的。

李 可：哦，一些满不在乎的人反而好得快。凡是搞了西医这种治疗的病人，大多数正气衰弱得很厉害。这个东西就好像我们打仗一样，杀敌五百，自伤一千，就是这种方法。

田 原：这个比喻很精彩。

李 可：最后的结果是，慢慢地就走了，到中医手里的时候，都是九死一生的局面。所以很难说可以保证每个人都能好。按照古中医的看法，还是阳气虚。

田 原：您这些年有没有形成对肿瘤的更加细致的解读？

李 可：有呀，但现在还不行，我顾不上整理。像现在这种情况呢，我自己也是焦头烂额。我也是个病人，每天都要吃药。还要给这么多的人看病，有时候就力不从心了。现在主要是一些学生在帮忙记录，先记下来吧。

[访谈札记]

这次见李老，匆匆来去，在诊病的间隙抢出些时间说话，本想请他多谈一下治疗疾病的前后思路，说一说扶阳之外、扶阳之后的机要。但病人接二连三，再一看他疲劳的样子，真是不忍心再多打扰，未曾想是最后一次见面。

从李老家中出来时已将近1点了。心里不知什么滋味，一来对李老的身体挺担忧的，同时又自我劝慰：老先生那么有本事，大碗大碗地喝药，生命力会很强的，没问题。

此时回放录音，又一次想起当时的情景，老先生坐在一张陈旧的沙发上，和我们打招呼的同时，不断地咳嗽。北京来了客人，他很高兴，同时总是摇头，表示自己很无奈，这种无奈让人印象很深刻，这么一位深谙医道的人，对于衰老的那种无奈。

他的家境，也一直印在我的脑海里，回想起来，那个楼房大概是两居室，品质、结构都很老式，一切都很简单，什么陈设也没有，就一两张老沙发、老凳子，再没任何家具。电视机，从始至终，在一边静静地播放着，反添一份寂寥、苍茫。

而灵石，李老的家乡，一个中国传统的小城，一个传统的地域，正在迎接现代化生活，流露出兴奋、杂乱、急促，还有那么多的迷茫，种种情绪夹杂其间。走在小城的街市之间，看到忙忙碌碌的人群，匆匆来去，更多的还是一种紧张。

一位声名远扬的大医，曾隐于世间多年，走遍十里八村、山山岭岭地为人看病；于监狱里边苦学中医；花五十年时间挖掘整理《圆运动的古中医学》……传奇在外，拥戴者、崇拜者那么多，在地方上也绝对是个大人物；家中却如此淡然，简朴甚至可说是寒伧，几乎什么都没有。

为什么会是这样？在《南风窗》上的一篇专访里，找到了答案，李老慨叹："为什么我的4个孩子都不学医？不是我不想教，是他们看多了，觉得医生是个最倒霉的行当，一点兴趣都没有。农民太穷了，许多病人没钱拿药就记在我的账上，最后只能给免了。一来二去，孩子们都抱怨，说我除了留着自家的房子住，连房底下的宅基地都卖了贴给病人了。"

老先生是境界之人，安贫乐道。确实的，他对名利这些东西都感觉不到，没有任何一点兴致。只有在看到病人的时候，你感觉这个人一下子精神了，活泛了，那种神采又出来了，这就是他的整个精神，全用在治病活人上了。用他的理念来说，这，才是他生命的元阳，生命的"元"和"本"。

而李老的音容笑貌，也永远定格在了诊病的那一刻：

瘦如竹枝，关节凸起的三支手指，始终微微弯曲着，凝神听脉。

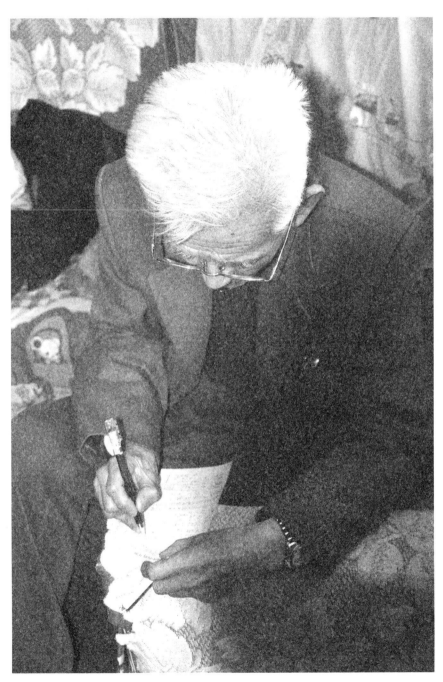

每次看完病，李老拿过笔，便在沙发前摆着的一个小凳子上写起了处方。
如照片所见，老先生家中的摆设一切从简，一两张老沙发、老凳子，一台老电视。

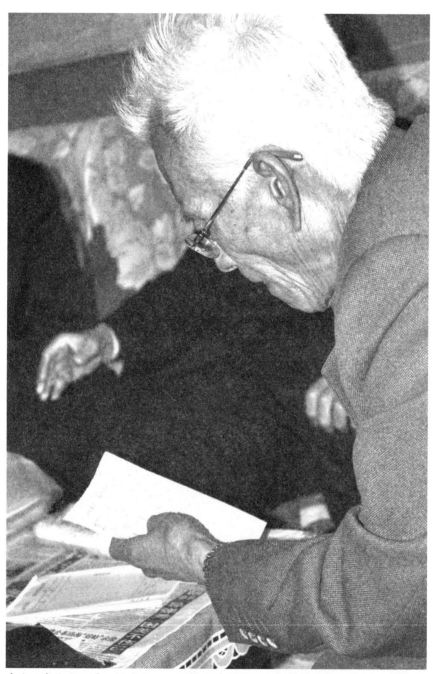

李老开完处方，再细核症状，一处处完善方子。从初诊到完方，花上一两个小时是常见的事。而一台老电视，从始至终，在一边静静地播放着。

"阳虚时代"还有多远

"阳虚之人十占八九，真正阴虚的百不见一。"

这是李可 2007 年做出的惊人断语，当时只觉得老先生提得很好，我们以访谈为蓝本，创作了《人体阳气与疾病》一书，但一开始反响并不大。现在来看，如果说李可提出的是一个时代命题，由于当时的偏颇没有演进到极端程度，没能唤起人们对这方面的自觉。直到近几年，人们对"阳气"的认识和对"扶阳"的呼声，才哗然荡开。

不少人兴许还会对 2012 年的寒潮记忆犹新，从正月开始，寒潮一次次刷新纪录，北京起风降温，南方阴雨不断，甚至夏天，也雨水泛滥。报纸头条都在热议气候的异常，一些国际权威气候专家指出，全球气候变暖已停止，并开始冷化，近来北半球的酷寒只是全球天气变冷的开端，这样的冷天可能会持续 20 ～ 30 年，堪称"小冰期"。

我们居住的星球，也似乎开始流露出"阳虚"的迹象。

我们的身体，和大地母亲的身体，正沉默呼应。

阳气，在悄然撤退

也许，人至中年，才会恍然察觉，阳气，它对生命的重要性。

是一种什么样的感觉呢？

随着年龄的增长，体能的消耗，好像有一种力量，它牵引着你的生命力，逐渐地，由上往下流失。脑髓变得很空。阳气的"撤退"，似乎是从脑部开始的。老话说"人老腿先老"，那是一种年逾花甲之后的真正衰老，生理意义上的衰老。从精神力的感知上来讲，其实是从面部、从脑部开始的，上为阳，下为阴，这是由阳转入阴的一个过程，仿佛一次回归，慢慢的，生命要归于泥土，归于大地。

民间的一些老话，琢磨起来，耐人寻味，古人把世间分成阳间、阴间，或阳界、阴界，有时候说一个垂危之人，哎，怎么又"还阳"了，就是说这人眼看不行了，一下子又变得生机旺盛；或者说，那个人，诶，不行了，一看就要"过阴"了。在这一类俗语中，"阴"和"阳"显得非常真切，再也不是空泛的、大而无边的哲学概念了，它完全内化在中国人的日常口语、意识和观念当中了。而且，它俩之间在悄然转化，非常有意味。随着元阳的这种消退，会感觉内里的生命力在塌缩，随之而来的是对生命无可奈何的内心焦虑。

转头一看，会发现，这份无奈和焦虑，于当下的国人而言，是普遍存在着的：面色发黑、耳鸣、每天都极易恼火、发脾气、暴躁、想骂人，甚至睡不了觉。更年期紊乱，更成了一个社会大话题。只有蓬勃的青年幸免于此，青春的身体元阳充足，活力正一个劲头往外发散。

"阳虚"的，已不光是一个群体，更是一个庞大的，需要去关注的一个时代现象，一种生命现象。它来得越来越早，越来越广。

地球的虚假繁"阳"

这次到灵石，一路所过，从阳泉，到昔阳、寿阳……当然我国各地叫"阳"的地方很多，尤其陕西、河南和山西，但这些地方一和煤联系起来，就大有意思了。这些地方，不乏煤矿开采重地。

煤的"真相"是什么？是由地质历史时期中生长繁茂的植物，在适宜地质环境中，逐渐堆积成层，并埋没在水底或泥沙中，经过漫长年代的煤化作用而成的一种燃料。

想象着，几亿年前的炽热阳光，从太阳出发，洒落在地球上，气候温暖，大地上的树木长成了，浓密的蕨类森林不断蔓延；动物长成了，从水里纷纷向陆地生衍，在森林中安营扎寨，一片鲜活。

因为一些大的地质事件，这一时期植物和动物的尸体被埋藏在地底下，能量"潜藏"并且被"封存"起来，植物、动物在死后，生命能量得到转移和累积，经过漫长酝酿，浓缩为石油、煤和天然气，变成另一种能量。

而这种沉睡在地下的能量，就是地球的元阳，后世繁华最初的火种。

当人们发现了这些强大的能量，将它们不断"释放"，应用于火车、飞机、布料等方便和美化人类生活的事物上，有多少人理解并在乎这种"提前消费"的方式，会造成地球元阳的亏空？

那些本应随着自然节奏，缓慢而有节律的，转化、生成新生命的物质，被肆无忌惮地开采和滥用，看似缤纷、繁荣的现代化世界，其实更类似于中医所说"虚阳外越"，外表昌盛，而内里空虚。用一个恰切的词形容，就是"浮躁"，感觉不到即将枯竭的危机……

而，地球和人体，在结构上、生命机理上，几乎是全然一致的。

吹着冷气吃川菜的风尚

与此同时，我们人类的现代化环境一派清凉：冰箱、空调、冷饮、抗生素、消炎药……李可曾说："空调的发明破坏了我们几千年正常气候下的这种生活节奏。寒湿是伤人最厉害的外邪啊，我们人造的寒邪比那个自然界的寒邪还要厉害！"我们似乎"阳气过盛"，在"自讨寒吃"。

所以，对于李可"阳虚之人十占八九，真正阴虚百不见一"这句名言，很多人不服气，表示是不是老人家过于武断了？毕竟，举目而视，在我们身边怕冷到一定程度的人还没有广泛到如此地步。

但回顾起来，与空调和冰箱一同流行开来的，还有一个席卷大江南北的菜系——川菜。为什么现在大家都爱吃川菜？不管是地道的四川制造，还是散布于全国各地，一些多油多辣的"伪川菜"。甚至无辣不欢。

冰火两重天。在冰与火之间，似乎有着隐秘的联系。

我们可以尝试探讨一个"外阳"的概念，包括能源的开发和挖掘。李可一生力荐《圆运动的古中医学》，圆运动，讲的就是阳气的周游，如果说元阳是生命最初的火种，最核心的肾阳、肾精，在地球的"身体"上，正是石油、煤矿，现代能源的主要来源。现代人敢于这么样去耗用身体的阳气，是因为获得这种"外阳"的能力变强了。换句话说，是现代的生活方式，或者说现在的社会进程，用一种自然平衡，让大家的身体，在不知不觉中做出了"冰火共饮"的选择。

"阳气伤得起"的自我感觉，除了来自火热朝天的川菜，还来自越来越多的高度浓缩品，像蛋白质粉、营养品。在一次采访中，岭南中医陈胜征谈到了精纯饮食给我们带来的"火热"假象：小孩儿营养过剩，往往会表现出多动、燥热、嘴红、鼻翼煽动、食积发热，甚至高热惊厥的症状；这时候，孩子喜欢冷饮，不愿睡觉……父母往往认识不到是营养过剩，反而给孩子物理降温，或打点滴，将正在排解多余营养的正气打压了下去；烧退后，又继续补充高营养。

这些精纯的食物、营养粉、营养液等等，正如浓缩的煤晶一般。它们是好东西吗？无庸置疑。问题是，这些东西太好了，以至于在过度食用的状况下，成了人体胃肠不能够利用的东西，堆积在身体里，腐败、发酵，它们既消耗"阳气"超负荷工作，终了又生成一波波虚假的外热。

这些不断输送来"外阳"的好料，真的能够成为我们身体里的元阳吗？未见得。但身体会表现出一种生命的亢进，让人自以为"实火"。逐渐的，呈现为现代人一种未被意识的生活悖论——一方面受不了热，要吹空调、吃冷饮消除虚热，一方面又需要火辣辣的食物，温暖内里实际上已经"结冰"的肠胃。这种"阳虚"，需要细细去体会。比如在闷热的夏季，不吹空调几乎就要热晕过去，但闭上眼睛，安静地去感觉，就会发现，胃肠里荡漾着一丝凉气。

人们对元阳、对阳气的认识和重视，现在之所以能达到一个高潮，正是出于以上种种时代原因。李可与"扶阳"理念的火热，其意义不仅仅是为中医现代临床打开一扇门，也是时代之幸！

扶阳，以及扶阳之外

扶阳，是时代性的需求；早前，火神派的扶阳理路和江油附子只是一个地域现象，但是，它暗合了这个时代的局势，成为了现代人观念或行为觉悟的一枝手杖。然而世事又多矫枉过正：扶阳法和附子的滥用后果慢慢出现。当人们开始反思扶阳、反思大剂量的附子使用时，李老的方论也难免遭到质疑。

有位朋友，是李老的铁杆粉丝，他有着独到的看法："我觉得李可并非扶阳派，只是在这一个时代，他在这一方面的言论和主张更被推崇，可以说，他的所谓'扶阳'光环是被时代放大的。"

此话颇有启发，回头一再品读与李老的谈话，翻看这些年他的弟子们记录下的临床思路和方药，有份"拨云见日"的通透：他当初所强调的阳气与疾病之关系，只是一个入口，沿着这一脉思路摸索下去，出口并不止于扶阳。

悉心拜读李老最早写作的《李可老中医急危重症疑难病经验专辑》，突出的特点是大剂量用药，个中缘由他已多次说明，在朝代更迭的历程中，药物的剂量换算比例出了错。但在理法方药上，他并不只局限于用附子，或一味扶阳，首先还是辨证论治，在"不伤害阳气"的前提下，他也会用清热药；扶阳，更像一块敲门砖，门打开了，还要说明"真实的来意"。

什么是扶阳队伍此行"真实的来意"？

在多例医案中，李老破釜沉舟，力挽狂澜，将病人从生死关头抢救回来之后，在缓解期，"乃拟培元固本散，以血肉有情之品，峻补先天肾气，修复受损脏器，重建免疫屏障，拔除病根，以杜再发"，无论冠心病、溃疡重症、妇女血崩、多囊卵巢所致不孕、肺系疾病，还是小儿发育不良、癌症病人，都能收获"再造先天"的神奇效果。

"有一个病人……得了心肌炎也没有钱治，心脏巨大，压迫了整个胸腔……200克附子加麝香，隔一个小时加200克，加到750克附子，4天后醒了……如果他有钱长期吃培元固本散，是可以带病延年的。"

"(麻黄附子细辛汤)这个方子，凡是出现筋骨疼痛，肌肉麻木疼痛拘挛，加止痉散……可以把风心治过来，而且二尖瓣，三尖瓣闭锁不全，顽固的心衰，脑危象这个方法都可以救过来。吃中药的同时，配合培元固本散效果更好。"

"治疗冠心病的培元固本散，要加藏红花和生水蛭。"

"冠心病心绞痛发作或急性心梗，投破格救心汤大剂变方……诸症均退，舌上瘀斑退净。予以培元固本散一料治本(三七、琥珀、高丽参、胎盘、藏红花、黄毛茸等)，追访10年未发……说明培元固本散有活血化瘀，推陈致新修复重要脏器创伤的殊效。"

……

如果说，李可抢救急危重症，就是参与一场正邪相斗的残酷战争，那么，培元固本散，是否可以看作是"战后重建"的一剂要药？

可惜最后一次见面，时间、精力所限，不忍心再让老人家过多思虑，没有开启这个话题。于此未竟之思中，特节录《李可老中医急危重症疑难病经验专辑》中"培元固本散"的组方及方解，供中医人及有志中医者共同追思、探讨。

负责"战后重建"的培元固本散

　　培元固本散由人胎盘、鹿茸片、红参、灵脂、三七、琥珀组成基础方。余从60年代末开始试用，以参茸胎盘治大病后久损不复得效。惟有的病人，用后有滞闷感。盖虚必夹瘀，虚甚反不受补，蛮补反致气机滞塞，欲速则不达。遂加三七，补中有通、有化，虚证用之，可以平稳收功。至70年代中，拜读岳美中治老年病之人参、三七、琥珀末方论，大受启迪，遂成上方，经30年反复实验，随病证加味，治一切久损不复之大虚证，先天不足，衰老退化，免疫缺陷，及虚中夹瘀、夹痰、夹积等症，都取得了泛应曲当的疗效。

　　方中人胎盘古名紫河车，是古方补天丸、大造丸主药。本品为"血肉有情之品"，有一般草木药难以达到的补益功效，是中医学最早使用的脏器疗法之一。本品味甘咸，略有腥气，性温，归心肺脾经。从疗效推断，尤能入肾而大补先天，应烘烤至深黄色，则有香气，亦易于消化吸收（胎盘附着之脐带，古名"坎气"，对肾虚喘咳有殊效，民间试用于晚期宫颈癌各型白血病，疗效亦好）。功能温肾补精，益气养血，用于虚劳羸瘦，骨蒸盗汗，气短喘嗽，食少，阳痿遗精，不孕少乳等诸虚百损，有再造人体免疫力之功。近代大量科学实验，证实本品含有丙种胎盘球蛋白、干扰素、多糖、多种氨基酸、卵巢激素、黄体激素等。有增强人体免疫力，促进生长发育，抗感染，抗过敏，抗癌，升高白细胞，对再生障碍性贫血、白细胞减少症、女性生殖系统发育不良等症，均有较好疗效。

　　鹿茸味甘咸，性温而柔润，入肝肾经。功能补肾气，强督脉，生精髓，强筋骨，调冲任，止崩带，托疮毒，主治一切虚寒证。适用于精血衰少，阳痿遗精，精冷无子，畏寒肢冷，羸瘦神倦，宫冷不孕，崩漏带下，小儿发育不良，骨软行迟；老人衰老退化，耳聋目暗，健忘眩晕，筋骨痿软，骨质增生，"久服固齿，令人不老"（《东医宝鉴》）。现代药理研究证实，"本品含25种氨基酸，具有促进生长，刺激血细胞、蛋白质和核酸合成，增强机体免疫系统功能，增强非特异抵抗力作用，还有增强性腺功能和生精效用。鹿茸精有明显强心作用，口服可使血压上升，心脏搏动有力。对再障贫血、血小板减少、白细胞减少等血液病有治疗作用"（王辉武《中医百家药论荟萃》）。本品药源丰富，普通混片即有治疗作用，且价廉易得。正头、茸尖，高效价昂，普通人群难以承受。中段实惠，功效满意。下段及底座多骨化，但价更廉，多用亦有效。

红参味甘微苦，性微温，入脾肺经。功能大补元气，补脾益肺，生津止渴，安神益智。久病虚羸不思食，用之有殊功。肺肾两虚之喘，小量打碎，细嚼慢咽，立刻生效。吐血崩漏，气虚暴脱，一味独参30g，煎浓汁可立挽危亡，故为补虚扶正救脱要药。红参与五灵脂等分末服，益气化瘀，可治肝脾肿大，消除心绞痛，并能促进胃溃疡愈合。糖尿病之三多重症（多饮、多食、多尿），白虎加人参汤极效。虚热甚者，用西洋参。久病气血耗伤过甚，虚化者，仍用红参。现代药理研究证实："本品为抗衰延寿佳品。具有适应原样作用，能显著增强机体对多种物理的、化学的、生物学的以及精神性伤害性刺激的抵抗力，能抗休克，抗衰老，抗严寒酷暑、缺氧、放射性物质、四氯化碳等有害刺激对人体的影响。还具有抗疲劳、抗癌、抗炎，调节神经系统功能，调节心血管、物质代谢、内分泌系统，促性腺功能，兴奋造血系统，提高人体免疫力，保护肝脏等功能。还具有祛痰，强心，抗过敏、抗利尿，降低血糖，改善肠胃消化吸收功能，增进食欲，以及促进蛋白质合成，降低血清胆固醇，提高大脑分析能力等作用。大量的临床研究证实，以人参为主的制剂，治疗多种恶性肿瘤、急性呼吸功能不全、重型肝炎及激素所致不良反应、哮喘，危重症的急救、性功能障碍、高血压、动脉硬化症、神经衰弱、糖尿病、肝炎、贫血、胃溃疡等症确有良效"（同上，王氏药论）。

三七，味甘微苦，性温，入肝胃经。功能止血化瘀，通络定痛。治吐衄，便血，崩漏，胸腹刺痛，跌仆肿痛。外伤出血，制粉涂之立止。血证用之，止血而不留瘀，推陈致新，妙用无穷。"以单味三七治重症肝炎、高血脂症、冠心病、上消化道出血、颅脑外伤和眼前房出血、前列腺肥大症，复方治多种结石皆获良效。药理研究表明，有增加冠脉流量、降低心肌耗氧量、促进冠脉梗塞区侧枝循环的形成、增加心输出量、抗心律失常等功用；并有抗炎、镇痛、镇静作用以及抗衰老、抗肿瘤作用"（《中华临床中药学》）。

琥珀，主要作用有二：镇惊安神，可止小儿高热惊痫，失眠心悸，心律失常；利水通淋，治砂石淋，血淋，癃闭；活血化瘀，古代用治妇科痛经，经闭，月经不调，产后血瘀腹痛。本方中与三七、人参、灵脂合用，对心血瘀阻，胸痹胸痛有奇效。本品尚能明目退翳，内服对老年白内障有确效，其化腐生肌之作用可治胃溃疡。

上述各点，有历代医家千年以上的经验结晶，有现代大量科学实验、临床应用的成果，结合个人30年反复验证的体会，组成培元固本散后，更发挥了诸药的综合效用。

本方服用方法，采取小量缓补，每服1～1.5g，一日2～3次，一周后渐加至每服3g，一日2次于饭前服为好。切忌贪图速效而用大量。最早出现的效验为增进食欲，促进消化吸收，从而增强整体功能，使各种症状逐日减轻，符合中医学"脾胃为后天之本，万物生化之母；补中土以灌溉四旁，健后天以助先天"之理。从健脾养胃、补气生血、补肺定喘、养心安神、填精益髓、强筋壮骨，而使先天肾气旺盛，从而有改善体质、重建人体免疫力、促进生长发育、健脑益智、延缓衰老、却病延年之效。本方补中有通，活血化瘀，流通气血，有推陈致新之功。可修复重要脏器病理损伤，促进脑细胞、肝细胞新陈代谢及再生。

肾为先天之本，久病必损及于肾，则生命根基动摇。万病不治，求之于肾，本固则枝荣，此即本方"培元固本"之义。

"扶阳主义"正走红

所谓"扶阳主义",首先是一种态度:

认可"阳气"是生命之根本,遵循守阳、护阳的基本原则,但在"扶阳"热潮之下,不盲目跟随,而是在不断地学习、探索乃至实践中,渐渐产生更为深入并具有延展性的思考,对"阳气"以及"扶阳"有自己独家的见解……

当代大医已经叩开"人体阳气"的启蒙之门,以此为切入口,还需要多维度的探索,发现更多关于生命的奥秘。

"扶阳理念"影响了无数基层医师和民间中医人,我们专程采访河北、广东、吉林等地的四位本土中医人,其中三位是铁杆"扶阳主义"粉丝,作为代表,分享对"扶阳"理念的接触、学习、理解,如何颠覆了他们对中医、中药,以及对生命的认知,又如何将自身感悟融入临床治疗疾病当中。

他们的声音或者达不到振聋发聩的地步,或者还有不成熟的地方,却会对正走在"扶阳"路上的人们,有所启迪。他们也在临床第一线,见证着现代生活之下,越来越多因"阳虚"而致病的人……

河北衡水声音: 体温低说明阳气弱了

[分享者] 河北民间中医

李老的扶阳思想对我影响最大,我读书不少,差不多的我都读过了,家里存的书有 300 本吧。还有九几年、八几年的书。各方面的书都有,还有关于阴阳、牵涉到阴阳的,像《罗盘经》……不过有的书太厚,读书有个窍门,拿出书来一看目录,就知道这本书咱能读不能读。一本书,它里面可能有一句话有用,有可能有一段话、一篇文章有用,有可能有一个处方有用。

我的老师也指了一些书给我看，针灸科的看《针灸大成》，女科是《傅青主女科》，再一个是看《寿世保元》……

在看中医这些经典古书的时候，现在都能理解通了，你拿扶阳这个思想去解释《伤寒论》，去解释《黄帝内经》，它很容易。

拿着扶阳的思想，一看，它符合不符合今天的实际情况？你像金元四大家呢，泻下派，张子和，在那个时期就用泻下的办法就行了，那时候没电灯，没电，他是金代的，北方的，那边吃牛羊肉多，天冷、喝酒、睡火炕，别的什么有没有，那会儿可能就是有食积，有热。现在这个社会不行了，不夜城，晚上也不是晚上了，休息不了。

我们那还有个老头呢，现在可能得九十岁了，他说俺，说学医的，你就学药方不行。方无定方，论无定论。

光学方不行，你得学习医理。

朱良春出了个药方，光学他的药方，拿着他的药方去治什么病，李可出了一个药方，你去学……就算是张仲景的方，就用这个原方别动，就能治这个病，也行，但不是每次都能原方套用的，根据你的需要，该改的时候也得改，该用的时候也得用。

我现在在临床上给人量体温，基本上感冒的来了都量，百分之七八十都量。

怎么想起来量体温呢？我的头一例病人，是个感冒的病人，一量体温低，35℃多点，我说你感冒了，他说他没有感冒，他说不是，他不用中药，都是用西药的。我就想着他用过了安痛定、柴胡、地塞米松，原本这都是退热的药，降体温，如果他要是再降体温，肯定要降到33℃了……

那个时候开始，我就关注体温。感冒的有发烧的有不发烧的，有体温正常的，有不正常的。有的人体温正常，但他也是感冒，有头疼，或者项疼、项强，难受、发紧，他不一定是头疼。肩膀疼一般也是颈椎受寒以后影响。

我发现了大概得有三分之一的人吧，体温都低，都是35℃多点，没低过35℃的，35.2℃～35.3℃，这就够低的了。那这些人大部分是阳虚体质，怕冷、畏寒，怕风，心脏不好，有的病人懈怠，胃不好。

有的人说：我35℃多一点，35.1℃～35.2℃的，也没觉得特别怕冷，但是它有别的啊！胃里可能不好，关节，西医说的关节炎，可以出现在各个关节，也可以出在腿上。这就明显是阳虚症状了，畏寒、恶风。无论是后背、头部还是膝盖以下凉，那都是火不归元，在中医里面不叫肾阳虚，收敛不住一阳之气，它要外越。

体温低了，肯定他会有一个症状，或者有咳嗽，但他的咳嗽没痰，只有受异味刺激他才咳嗽，没有异味刺激不会咳嗽。或者是夏天汗多，或者是汗少。不该出汗的时候他出汗，该出汗的时候他不出汗。夏天他也是怕凉的，夏天的床或者椅子是凉的，正常人在这儿躺着不怕凉，阳虚体质的他受不了。

有一个是腹泻，多年的，一个男人，他夏天坐椅子就不能坐光板，必须垫垫子，凉椅子他坐一会儿就会腹痛。他体温倒还差不多，他得过疝气，疝气时腹膜穿孔，漏出来了肠子和体内的积液。男女老少都能得，疝气西医就是把穿孔的腹膜缝起来。

阳虚的病人，他体温到了 37℃ 就受不了了，就像别人 40℃ 的概念。但他发不起烧，就是到 37.2℃ 了，就老不退，不用扶阳的药物他退不下来。出现西医临床上说的"低热"，西药退烧药退不了了，消炎药也不行了，用退热的安痛定，他的体温倒能升上来了，自己感受也舒服了。

西医说是骨骼肌不产热。为什么运动能产热啊，骨骼肌运动以后就产热。正常人不运动也能产热，你要是运动得太多了，产的热过多了，它就要释放，毛孔张开，就出汗了，如果产得太多了，不释放，体温升高，体内就会受不了了。除了骨骼肌，还有一个什么产热来着？食物啊。我记得西医里讲过这个。体内的温度，可能内脏有 42℃ 还是 41℃ 啊。他说做手术的时候都实验过的，体内温度要更高一些，体内温度要是低了，血液也不流通，消化也不行了。

人是恒温动物。体温低，西医说是缺乏 B 族维生素，消化也不行，容易腹胀；坐得凉了也不行，穿的衣服薄了也不行，容易乏力；还容易有风湿病，腰疼、腿疼。主要就是怕受凉，他不抵抗寒凉了。体质好的人，他体温高，抗寒。

体温与阳气

1. 体温变化与阳气有关

"中医更多从阳气的角度来阐述体温。阳气是人体抵御外邪的能力，若阳气足则功能状态就饱满，若阳气虚则功能状态低下。"省中医院治未病中心副主任医师林燕钊称，不是因为体温降低产生了很多问题，而是因为很多问题导致了体温降低。

2. 阳气不足的人体温偏低

人体尽一切办法去维持人体体温，外来的伤害若是特别强和持久，体温才会有变化。即使在极地，人体的体温也要维持在30℃多。即使受寒邪侵害重，体温也不一定会低。一般来说，阳气足的人，体温较为正常。阳气不足的人体温会偏低一点，一般在35.5℃~36℃左右。

3. 局部体温变化反映局部身体出了问题

体表的温度，中西医都很重视。不过中医比西医更重视局部的体温变化，因为寒邪入侵不一定导致整体的体温变化，有可能是局部的体温变化。比如有的人脸发烫、手脚冰凉，可以反映身体局部出现了问题。再如一些人手脚发热，即使是冬天夜间也很热就是一种异常的体温变化，这种人就是潜藏不足的表现，可能是阳虚导致。

体温是极其敏感的。人类进化史决定了，37℃是人体产热和散热最容易达到平衡点的温度，体温只要比正常值有0.5℃的变化，人就会感到不舒服。

今天，亚健康在中国，已经从"多发"到"弥漫"。想知道亚健康是不是和"阳虚"有关，不妨每天起床第一件事，就测测体温，如果长期都比平均温度低一些，不管低多少，都要开始关注和保护阳气。

——《南方都市报》

吉林长春声音：　阳气藏在性情里

[分享者] 长春民间中医

我 1997 年上的临床。我的老师主要的思想就是从祛邪的方面入手，他也是自己挺独特的一个大法，攻下、祛邪，善用一些虫类、活血化瘀类的药物，尤其一些疑难杂症，当时跟他学了以后，脑子里面也都是那些东西。

临床效果挺好，但那个时候人的体质和后来还是不一样，那是九十年代初，你看那时候那么用攻下的、活血化瘀的药，人们的体质也没怎么虚；但是现在你就不敢那么用，反正我是不敢，用了以后他就虚得不成样子了。

真正的转折，一个是看李可的书，一个是看刘力红老师的《思考中医》。后来 2008 年的时候，一位老师他们有一个讲扶阳的东西，那是我第一次从接触老师来了解扶阳的东西。

反正我是深有体会，尤其是 2008 年见到李老以后，因为李老这个人特别朴实，言语特别少，但是他又给你一种特别可敬的感觉。你看到这个人，你就会觉得他这些东西，确实就是实实在在的，他那个经验集里边，也是非常真切，没有一点世俗的虚伪的东西，丝毫都没有。后来我才了解到，那本经验集是他，至少十年以前的经验方，或者十几年以前，从他行医之后到十几年以前的一个思路，到后来就发生了一些变化，但是他那些东西，临床用得也是很贴切，很可靠的。学了以后，就开始用扶阳的理念。那时候理解扶阳也很片面，在临床上一品，一看，按这个扶阳的理念来讲，阳气虚的人也很多。

我不知道别的地方啊，像我们长春，我那个同学，他开了七家药店，这些药店里边啥卖得最好呢？就是感冒药、清热解毒药、消炎药。在中医来说，都是属性寒凉的药吧。患者自己去买药，很少有人意识到扶阳派老师提到的这些东西。我看了好些中医的方子，也是这样，过于清热。临床上呢，有时候我把手往他肚子上一搭，有的患者是胃特别凉，首先这是你的第一个感觉，有的是腹部，子宫啊，或者是男性的膀胱、前列腺、小腹、少腹这一块特别凉，那你就能感觉，这个人有脾阳虚，或者是下焦虚寒在里边，那这些凉气、寒气，是不是阳虚造成的？我就要进一步辨证，有的人在舌头上、脉象上已经显示出来了。

这样慢慢地，也就用附子这一类的药了，从 2008 年以后到现在，临床上一直在用李老的方子，这几年大概有个万把人次了。也是采用李老的那个改良的乌头汤，川乌、草乌、附子、防风、黑豆、麻黄、苍术这些，我还按原方的那个剂量用，当然，都是从小剂量往上加，不敢一下子用那么大。反正是不断地学习吧。

后来觉得不是那么回事。以前用的时候还是很肤浅的，其实很多人都觉得扶阳挺好，也都在用附子，我也是，人家用附子，我也用附子，到后来才知道，扶阳这东西不是那样，首先就是这个理论高度。它并不是你看到阳虚的人，用上附子就能起到很好的效果，扶阳的思路还是应该提高到阴阳的角度来考虑，还是应该有一个"阳主阴从"的思想，阳气为主导，阴是从属的关系，这么一个高度。它的基础应该是"姜附桂"，而不只是附子，像卢崇汉老师他们也都是这样的。

现在就是像开车久的老司机，越开越胆小。也有畏缩的时候，还是越小心越好，越稳定越好。但是附子量下来了，效果也很好，但也有轻微中毒的。

后来我也学习李老推崇的圆运动理论，脾胃的升降理论，脾胃不也是一个中轴嘛，如果这中轴不运转的话，心、肝、肺、肾那些东西也运转不起来，李老也强调，说是人有两本，脾这块，肾这块，就强调治病要固护两本。确实我临床也吃过亏，风湿病，你一味用祛风湿的药，最后把胃吃坏了也不好，后来这个思路呢……卢崇汉老师他也是这个思路，他有时候用桂枝方，也是旺中焦、健脾土，完了以后用纳下的方法。和我临床用的思路异曲同工。现在我更喜欢这个方法。

脾胃这块儿还是至关重要的，如果中焦运转不起来，你看饭他都吃不明白，就算给他补肾的药、扶阳的药，给他姜附桂，也没有用。其实在李老的方子中，我挺喜欢用"培元固本散"，用前面这些方法调得差不多了，就用这个培元固本散，还有卢崇汉老师纳下的方法。培元固本散包括了紫河车、鹿茸、人参，等等。患者来我这儿以后，先用中药调，最后，需要培元固本的话，再配这个培元固本散。按照李老的方子，稍有一点辨证。适用于慢性病、脾胃虚弱的人，以恢复体力。

其实李老也好,卢老师也好,还有好多老师,都说这些,我后来也体会到,病治到最后,如果患者依从性很好,一直在你这儿治的话,他确实能收到很好的效果,但这个效果并不是归功于你个人的。其实医生也就是帮助患者建立了一个机制,调动了一下病人的恢复元气的一个方式方法而已,它最后还是启动了病人的一个自我修复机制,身体调到一个极点,它自己就会正常运转。当大夫的也不敢居功于自己。

　　我也非常喜欢刘有生刘善人,还有王凤仪老师性理疗病的观点。前两天我看了一个女的,38岁,和我同岁,她这个人有头疼,两侧头都疼,心脏也不怎么好,特别怕冷,看她的舌苔、脉象,从中医这块儿来看啊,也是一个很明显的阳虚的表现。我又试着从性理疗法那方面看,它里面其实有很多可以和中医融合在一起的,也讲五行,也讲人的五种情绪,怨恨恼怒烦啊,这些情绪的变化,那么,恨呢,是伤心的,其实有时候恨一个人,对别人没怎么的,反倒把自己的心脏啊,心气儿伤得很厉害。

　　还有头疼,性理那方面是讲"犯上",就是对父母有亏孝道。后来我考虑,她一个是恨别人,一个是犯上;胳膊腿、手脚疼,问题一般是手足之情,兄弟姐妹之间不和啊;筋骨疼那一般是跟肝有关系,跟愤怒啊有关系。当然我觉得自己理解得还很肤浅啊,一直在不断地学习探索。

　　刚才说的这个病人,她同事是我附近的,她同事介绍她来的,她走了以后,我和她同事聊了,她说:是,这个人对别人容易产生怨恨的心理,总觉得人家对不起她怎么怎么的。她是卖化妆品的,一个月能开四五千块钱,她就说自己只开一千多块钱,她老公公就帮着她还房贷,她就把自己挣的钱拿到她妈家去。

　　我就举个例子,我后来品了好久,确实有道理,她这个人,脾胃很不好,脾胃从性里面是有对应的,对应"信",仁义礼智信的"信",她亏于信,就是说这个人不诚实,或者是爱说谎,或者是这种人待人不真诚,亏于这种方面。你品嘛,它确实有好多是这样的。

　　我媳妇有一个亲戚,我媳妇姑家的一个哥,这个人呢,本来有一个很好的工作,在铁路上一个月挣几千块钱,也很好,但他老酗酒,喝多了睡吧,也无所谓啊,但他后来到什么程度呢,打爹骂娘,这都发生好多次了,把他爸打骨折了，前两天把他妈的手咬坏了，去做了截肢，昨天出院了，又把他妈的纱线给拆坏了，到这种程度了，然后就得了一个什么病呢？脑出血，两年前，然后是偏瘫，偏瘫了还作呢，那不就是所谓的犯上嘛，就得头的病。确实是这样。

刘力红老师也特别推崇，他把现在还活着的这个老爷子，刘有生，刘善人，请到广西中医学院，他那个中医经典研究所，讲了半个月。这个人，她如果到刘善人那儿了，她如果信刘善人，刘善人跟她讲是亏了孝道，她回家认错，认不是，把孝道补上，她病就好了。在长春的时候，当时是刘力红第一次见刘有生老爷子，这老爷子七十多岁，特别精神，亲眼看的一个从大医院来的一个女的，长了那么大的一个粉瘤，讲了以后她就哇哇吐，吐了以后第二天早上起来一看，就剩这么大点儿了。刘力红老师亲眼见的，他就信服了，确实是这样。这东西呢，并非迷信，可能就在某一些年代，被一刀切了，什么牛鬼蛇神，一边去。

其实人的性情决定你的身体健康，也决定你的命运走向，可以说这是人根本上的那个元阳。

我觉得"阳气"这个词，不把它作为一个医疗的术语，它其实是无所不在的。

这东西，我也只接触了两三年，也在体会、学习，我也挺笨的，就努力学习吧。其实难的不是在病的方面，而是人。

我用药，把这个病调好了，过一段时间又犯了，犯在哪儿啊，为什么犯啊？他的性情没有改变，如果是亏孝道，不把孝道补上，他这人还是不会好，确实是这样。你再用培元固本散，他还是会犯病，还是不能好。这是很客观也很实在的问题。

我接触的、学习的佛家的也好，道家的也好，刘善人、王凤仪老先生的这些东西也好，发现一个共同点，啥呢？就是说，这个人要知道欠愧，一日要三思，甚至多思己过。

自然灾害也很多，多的原因在哪儿呢？是不是这个地球的阳气也缺失了？因为传统文化根脉的延续处于一种残缺的状态，仁义礼智信都丧失了……反正我觉得也是，确实是每天，社会这个大环境下，中国人也越来越西化，很多观念，西方的情人节比中国的七夕要热闹得多。是，西方的东西好的也好，但是人们的道德水准、道德底线也都在下滑。

古代的中医为什么好使啊？那时候的人多真诚啊，是不是？当然（不讲的人）也有，但是大部分的，整体的人都比较真诚，讲仁义礼智信，孔孟之乡，多好啊！现在的人……所以说，现在的病也变了，其实有的时候这个灾害，也是人不良的心性反映于天，天也来怪罪你了。

当然好多东西我也还没有做到，等我做到了再去劝别人。你自己没有做到，你去劝人家就没有说服力。

吉林白城声音：专治寒证的"火膏药"

2012年冬，东北。这座小城，有一户做祖传膏药的人家姓王，据当地人说"贼拉"好使，附近谁有风湿、腰腿疼，或者腰椎间盘突出的，都去找老王家，贴几帖膏药，好多个症状都缓解了。我起了好奇心，找了一个阳光明媚的日子，裹着"大棉猴儿"，穿好皮靴，就上老王家敲门儿去了。

开门的是个四十多岁的男子，人称老王。老王同许多继承了祖传绝技的民间中医人一样，丢了"经"，说不出什么医理，就知道这膏药能拔毒，过去专拔蛇毒和疔疮恶毒，比如砍头疮、"火疖子"等等，现在人们的生活方式变了，膏药更多改拔"寒毒"了，来找他的，大多都是治腰腿疼，腰椎间盘突出这些毛病的。

但在他的讲述中，我却发现一个关键点：膏药熬得好不好，除了用药之外，关键在于"火候"。

这看似简单、廉价的"狗皮膏药"，之所以对受寒引起的腰腿疼等毛病有效，原来，也没有脱离"寒与热"、"阴与阳"的道理。

[分享者] 白城民间膏药技术传人

民间的膏药离不开一个"火"字。我家这个膏药，做的时候也得需要火。先蒸，再熬。先用水蒸，然后底下架火，锅里再坐我熬药这个锅，这个锅还不能用铜的、铁的，必须用瓷的。古人说九蒸九晒，真是那样，先要蒸两次，一次得两小时，蒸完之后还得用树枝打，必须是柳条儿打，然后往里添药。调好之后，这么抻拽，必须得达到一百到两百下，像兰州拉面似的。而且这个药必须得囤一百天。你看这个药，你一动它就折，完了还能兑回去，闻着有一股香的味道。

这个膏药已经做成了，就不能用火烤了，用水一烫就像拉面似的一抻，马上就软了，　而且这个药这个季节你还做不了，夏天也做不了。现在不是马上要开春儿了嘛，三月份到四月份的季节，必须把药做出来，做不出来就别卖了，再做也做不成了，天气、气候都不行了。

还有一个老妙家，那个膏药真好，跟我们家的膏药还不一样，他那个膏药用火烤，转圈滴答，淌在布上，然后趁热乎粘上。

过去文化大革命的时候，不是献方献计嘛，我们家当时也献过，镇来县卫生局和镇来县县医院，献出去了。但我母亲说方我也献出去了，怎么做成膏，我也告诉你，究竟什么火候，我不告诉你。你自己研究去吧。后来就怎么做也做不成，县卫生局就说了，你见天儿在家呆着，我们开车去接你，你到县医院坐诊。我母亲说，我把膏和剂全献给你了，你做不了，我不去坐诊，自始至终去请去接，我母亲也不去。

我就是当兵回来之后，对我母亲这行才一点点认识到的，才掌握到这种程度。

像这个麝香，谁都知道治疗毒恶疮的，还有没药、乳香，但你这个什么状况下用，用多少，用在哪儿，都不一样，根据你的手法来治疗。重点还是在药量上，还有就是在用法和火候上。

就是熬药的火候，太重要了！

比如说一个厨师炒菜，都是一个师傅教出来的，但炒出来的味道就不一样，就在火候上。做这个药要不少工序，才能达到你的药效。实际上咱们家的药都没有什么太特殊的，也有特殊之处，但关键就在于经验和火候上。

我们家原来就是治疗毒恶疮，还有蛇毒，都是用这个膏药，把毒给拔出来，像是蛇毒和砍头疮，膏药一贴上，顺着腿，伤口，直淌水儿，都是紫水儿，这膏药就是一个拔毒药。但是最近这几年，疮就非常少了，现在来都是治腰椎间盘突出的，风湿、腰腿疼的比较多。特别是腰疼的多。

腰这块儿比较容易受风，干活儿的时候出点儿汗，一哈腰，一起来，再劳累，再受一些邪风。邪风就是比方说，咱们走到哪块儿，突然间刮起来的一股旋风，这叫邪风，再一个出汗的时候，东西、南北窗户是通的，这个风进来，直接打入身体，感觉到一激灵，这风就进入到汗毛孔了，进入皮肤，再进入肉黏膜，然后进入血液，一而再，再而三，它不是一两年造成的，不是说我今年受了点风，就腰疼、腿疼，就得了肾病了。为啥现在这种病状这么多呢？空调，电风扇……再加上现在吃的一些食品，导致人的骨质非常疏松，干一点活，一劳累，风一侵入，就容易腰疼。这个时候，"拔毒药"就成了"拔寒药"了，把积聚的风寒湿邪给拔出来。

过去的人说你一个狗皮膏药，能治啥病啊？我妈妈卖膏药那个年代，做儿女的还觉得抬不起头呢，我们那时候心里也觉得，卖狗皮膏药，好像不好听。但是现在我把我妈妈这个绝活给传承下来了，慢慢的呀，真是感到看似不起眼儿的黑膏药，里面有很深邃和古老的一个中医道理。

广东深圳声音： "扶阳"的核心是培养浩然正气

[分享者] 广东基层中医

我本科是在广州中医药大学，是81级的，毕业以后分到市医院。80年代有广东医学院，考的是广州中医药大学研究生。就跟邓老学习了。

其实最初，我对中医谈不上感情，没有感情，只是说作为一个学生，学了这个东西。在我的心目中，反而对西医更为敬仰，因为病人对西医太信服了，80年代的时候，一个心脏病病人做一个支架，当时病人痛得很厉害，但是做了一个支架马上能解决问题……这个震撼太大了。所以我自己又到阜外去学习……其实在阜外待不长时间，才半年不到，可是感触非常深。所以后来我分到中医院以后还学习西医。

我刚开始看病的时候，就是中西医结合。但是我那时候很累。为什么累呢？要疗效，就不能放弃每个病人，而且是中医的疗效，西医的疗效很简单，降血压、血糖还不简单吗？病人到这里已经不要求中西医结合了，没用，他们西医给我降过血糖，没用，我就让你中医给我降，就给你出难题。

吃了一副药没效就过来骂你了：你怎么没效啊！好痛苦，就每天想怎么办。

后来，有一位成都军区的副司令员，身体一直不好，几十年了，到深圳来也没有看好，然后就把卢崇汉请来了，看好了。我当时也没有在现场，是那位司令员后来叫我过去，让我帮着给邓老捎个信，问个好，我过去的时候，卢老师还在。

我说"师傅，您带我吧"，他脸上没有任何表情，没说要，也没说不要。但是他回去就让我抄方子了，他是不让别人抄方子的。我看太多人了，有博士过来，教授过来，第一句话是"你干吧"，我说我是来向您学习的，"对不起，我这病人太多，请你出去"，基本上都是这句话。当时屋里还有一个人，他没有资格摸脉的，我有资格摸脉，看方子，他让我抄方子，他说我是最幸运的。其他人没有资格抄下来。卢老师是不带学生的，这是我们的缘分。

其实他也没收我，算是认可我，跟他一起号脉，可以抄他的东西。我现在还保留着抄他的一些方子。

他看病挺快的。看的那些病人都是跟他一二十年的。最难治的病，癌病、血癌，一般的肿瘤、中风……十几年跟他，这些对我的震撼都非常大，原来中医还可以治这么多病。那一次彻底改变了我的观念，我现在高血压就不用西药了，以中药为主。

后来我就找时间去找卢老师，跟他出诊，一段时间去几天，去半个月，一个月，也有时候请他过来。这样搞了四五年，从2006年开始，后来自己事太多……

刚开始我觉得他们是一招鲜，后来我接触了不是那么回事，卢老师用药比较慢一些，因为他怕伤元气。

我上学的时候没人教我这些。当时我以西医为主，所以这个事情关注得比较少。刚开始我用的是"一招鲜"。以为"一招鲜吃遍天"，但事实上全不是那么回事。我后来讲课也讲，我做了一个统计，有五六味药最常出现，第一个是甘草，第二个是姜，第三个是桂枝……

就把这几味药当成常用药就行，但事实上我觉得做不到，我们中医上学了很多方，背了很多药对应"药赋"，最常用的是甘草，姜、桂、附，人们没有把这个搞清楚。

卢老师认为"附子"是扶阳的，所以，附子是第一味药，桂枝不是第一味药，但是你要用附子，用得好，可以是学问，现在问题是很多人不懂这个学问，就用下去了，我知道很多医生用附子出事，死亡的很多，有的导致心衰的，还有其他毒性，最厉害的就是心脏功能、肺功能出问题，太多了。当时也是机缘卢老师才收我，但是有这么多医生没有多少人有机会接触卢老师……

其实火神派是中国传统文化的一个分支体系，它同样依归于传统文化的核心思想。

西医的核心思想是什么？是分析、辩证。中国文化的核心思想是什么？两部分，一个道，一个德。道在哪里？道在老子的《道德经》，但是老子讲的是道，没讲德，德在哪里？在《论语》。

我觉得孟子讲出了实质，"气"，浩然之气，我觉得中国养生文化的核心就是浩然之气。孟子活到 84 岁，这在当时的时代是不可能的，为什么能做到这一点？肯定是懂得养生。《内经》没有记载，其实孔孟之道肯定是有养生的思想在里面。

浩然之气绝对可以通治百病，我们中医的太极拳、气功都是那么回事。

扶阳派的核心，同样是正气，火神派讲"师道"合二为一，没有正气，什么都没有。所以火神派的观点，阳气除了本身以外，还有德行。

举个例子，东北的王善人有一个观点：父母就是你的阳气之根，你心里还有父母，在临死之际放不了父母，你的阳根就未绝，你还有救。所以中国人讲百善孝为先。其实按照火神派的观点，"孝"也是扶阳，就是阳气回去，先天之根。

我特意请教过刘善人的后人，刘善人可以说继承了王善人的这个性理学说，他说什么呢，"孝"就是家，对家的认同就是阳气的至善之地。

"小冰期"与"扶阳热"

（附 "大气候异变与历代医派兴衰参照表"）

　　不管东方医学或者西方医学，其发展脉络，总是与时代的需求相应合。

　　历经五千年长路的中国，在时代更迭，以及地球大气候变化下，传统医学的学术"潮流"，似乎也随之发生着潜移默化的变化……

　　回顾天候与民众生活的交织，我们会看到几个分水岭：近五千年的气候，有四个温暖期和四个寒冷期。这是我国已故杰出科学家竺可桢，从浩如烟海的地方志、二十四史、古诗文集以及古地理书籍等文史资料和考古资料中，对气候变迁进行了全面分析后得出的结论。

　　以下表格，根据这几个温暖期和寒冷期，参照《中国医学史》的记载，列出在不同历史背景及气候环境下，诞生的主流医派，有些意味很是深长：在漫长的寒冷期，医生们更为强调"伤寒"类疾病，主要是寒邪致病；进入稳定的温暖期后，草木生灵也分外活跃，人群中的传染病开始抬头，医生们又转而谈论"温热"性疾病，主要归因于"疫疠"、"时气"；到了为时不长的寒冷期和温暖期交替之际，即出现百家争鸣的局面……

　　"小冰期"撞上"扶阳热"，或许正是历史的必然。大时代的气候如此流转，很有可能，在小冰期的一路护驾中，这一次到来的"阳虚时代"还会持续很长一段时期。

年　代	朝　代	大气候
公元前 3600 ~ 公元前 1000 年	夏、商	第一次温暖期 （2000 多年）
公元前 1000 ~ 公元前 850 年	周	第一次寒冷期 （150 年）
公元前 770 ~ 公元初年	东周 春秋 战国 秦朝 西汉	第二次温暖期 （800 年）
公元初年 ~ 公元 600 年	东汉 三国 晋 十六国 南北朝 隋	第二次寒冷期 （600 年）
公元 600 ~ 公元 1000 年	唐 五代	第三次温暖期 （400 年）
公元 1000 ~ 1200 年	宋 辽 大理 西夏 金	第三次寒冷期 （200 年）
公元 1200 ~ 1300 年	元	第四次温暖期 （100 年）
公元 1400 ~ 2012 年	明 清 中华民国 中华人民共和国	第四次寒冷期 （600 多年）

同时期崛起的主流学派
医药学萌芽，顺应自然、人象天地
《黄帝内经》：天人合一、脏腑经络、阴阳五行 《黄帝八十一难经》：阐释内经
《神农本草经》：药物三品分类、君臣佐使合和 《伤寒杂病论》：外感发热起于伤寒六经传变、内伤杂病辨脏腑；理、法、方、药体系
《诸病源候论》：解析病因候病机，"瘟病"起于"疫疠"、"时气"传染病 《肘后方》：急性传染病急则治标 《千金方》：重视经验，以方为主、医学百科全书 《外台秘要》：先述后方，规范文献整理
校正医书局：对古医籍全面整理 病因病机发挥：三因致病、真风（外风）和类风（内风）区分 外科：外消和托里合治 "医之门户分于金元"，首次出现学派争鸣：火热论、脏腑辨证论、攻邪论
……脾胃论、相火论、伤寒阴证论
大疫多行，《温疫论》创温病学 学派论争激烈，或主寒凉，或倡温补，代有兴衰。 明早期——丹溪学盛，喜用寒凉 明中晚——补偏救弊，温补兴起 清初——扭转滥用温补的世风 对痰、瘀、积痞致病的专门研究 中西医之争与汇通

散文录 | 中集

人啊，给点阳光就灿烂

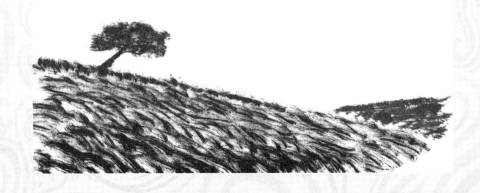

与太阳同在

每天早晨，当太阳出现在眼前的时候，我们的目光都难免变得格外顺从。你看这"早"字和"晨"字，头上都是一个太阳。我们的每一天，都随着太阳的君临而缓缓开始。

面对这个世间唯一不能让人直视的物体，古人曾深感困惑。夸父在不停地追逐，后羿则对着它举起了弓箭，像射一只金色的鸟……

大地鲜花烂漫，百草丰盈，河水潺潺，美不胜收，一切都在阳光下舒展着自身的肌理。人们栖居其间，随着日光月影，而作而息，而歌而舞，尽情享受着生的欢娱与诗意。

从发现太阳开始，我们进入文明。中国人不仅从太阳中收获了麦子，还有真理。对中国人来说，万物都可归于阴阳二字，但归根到底，主宰天地人命的还是一个"阳"字，阳为主，阴为辅。这个"阳"，在天为太阳，在人则是"阳气"——身体与"阳"有关的那些事儿。

这些真理好像阳光本身，照亮了中国人的身体和灵魂。我们是一个喜爱"阳"的民族，这份无处不体现出来的对"阳"的力量的向往和尊崇，构成了中国人独特的"重阳文化"。看中原大地，有多少地名里带个"阳"字，又有多少人名里带个"阳"字！宫殿庙宇，都要坐北朝南，否则便无法保证自身存在的正当；房屋摆设，首先考虑的是采光，一切家具陈列都不能挡了光……生活的方方面面，都要围绕着"阳"的变化规律来进行。

可以说，对"阳"的重视和追求渗透进了中国人的骨髓里。

今天，我们和著名老中医、"扶阳派"名家李可老先生坐在一起，泡一壶好茶，好好聊聊"阳"和"阳气"的话题。

清代名医郑钦安说："人身所恃以立命者,其惟此阳气乎! 阳气无伤,百病自然不作,阳气若伤,群阴即起。"

阳气如太阳的光辉,照看着我们的性命和土地,在我们心目中,它永远是光明、温暖和美的权威,并切实地让每个生命得以抵抗衰朽的侵蚀。

阳气也即正气,是天地万有之魂。造化众生万物,维持风雨流转,让人间多一些秩序和安乐,少一些混乱与灾祸。有阳气,才有生命;阳气足,才有健康和谐的生命秩序。

伸张阳气,就是伸张一股正气,让人间充满光明和温暖。只有正气游走于胸膛,充斥于天地,人才能够浩浩然立于天地间,释放人性的光辉,张扬人的存在,实现人的价值。

只要有阳在,我们什么都不用怕。

上篇　生命的底色

　　有人说，生命是宇宙的奇迹。也有人说，生命是上天和地球开的玩笑，尤其是人类的出现。的确，我们被扔到这个世间，有点莫名其妙，不知所以。但是，能沐清风、邀明月、赏秋红，享受生之美好，生之喜悦，若能以此美和悦为人生铺垫意义，不是很妙的事么？

　　阳光是一切生命的底色，它给山岭涂上苍茫的绿，照亮屋顶银白的积雪，调起太平洋的水浇灌南京的法桐，再铺一层金色给北中国的麦地。地上万物，不分高低贵贱，皆因阳光而自在，唯阳命是从。这同样是人的限定，也是人的幸运。

　　古希腊哲人赫拉克利特曾说："太阳神阿波罗既不隐藏，也不明言，他只给出一个记号。"

　　太阳给了我们记号，我们来给太阳一个说法。

站在太阳的手掌心里

我们是人类，生活在同一片蓝天下面。这里有连绵起伏的山脉、奔流不息的河水、阴晴莫测的天气，以及各种可爱的生灵。我们又是太阳系的一员。太阳系的主角是谁？当然是太阳，那些绕着它转的行星，都只能算是附庸、随从。毫无疑问，太阳是太阳系名副其实的主人。

古人也许不知道太阳系是怎么回事，但他们早早看出来太阳是一个何等威严、何等不可轻侮的存在，无论是对于大地，还是对于月亮，它都是王。

可不是么，大地宽厚博大，月亮柔婉静谧，但和那个辉煌灿烂的光源相比，未免都太过于矜持了，况且还都要借助太阳的力量，才能在一定意义上确立自身的存在。没有太阳，地面永远将处于零下一百多度，月亮也将消失在无边黑暗中。所以，太阳，或者说阳，对于我们生活的这个世界，在任何方面都是决定性的，对生命来说，更是如此。

比如说，长在地上的麦子、水稻和玉米，给牛羊吃的牧草，都靠着光合作用。石油和煤炭，都是亿万年前的生物化石，是被埋在地下的太阳光。人类文明的一切，从吃的食物，到用的能源，全都是太阳的恩惠。

即使有一天人类移民到太阳系以外的地方，也要先找一颗与太阳差不多的恒星，再在它的旁边，找一个和地球相仿的行星。人类，永远逃不出太阳的手掌心。

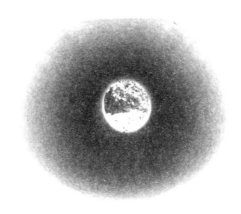

漫话

　　太阳起了个大早,将道理撒在大地上。
遇上眼神好使的,弯腰把它捡起来。于是
我们还可以在这世界上讲讲道理。

记住土墙的温度

《易经》说，太极生两仪。

这两仪，我们古人给它起名叫做"阴阳"：一为月的沉静，一为日的高猛；一为地的重浊，一为天的浮清。

这几乎是无法再简化的宇宙辩证法。

站在阳光下，身体向阳的一面温度升高，令人感到舒适温暖，而背阴的一面则拖着影子，有些凉意。这一暖一凉，也就是阳和阴在人身上最直观的体现。为什么冬天天气好的时候，老人们愿意蹲在墙根下聊聊家长里短？因为土墙、砖墙吸饱了日头的热量，变成了一片"土暖气"，挨得近了，后背便会得到长波辐射的滋润。

一堵土墙，是大地的化身。土墙宽厚密实，"脾气"稳定，这也是陕北人为什么喜欢住窑洞的原因：冬暖夏凉嘛！有趣的是，现代科学的发现越多，越是接近这简单而又深刻的哲学原理：太极生两仪。万物都有一个共同的根源，分享阴阳两种基本的分类。而"阳"才是我们真正的摇篮。

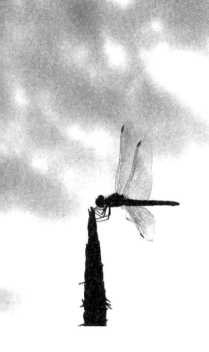

漫话

　　与冷相比，热更能促进生命发展。遥想三亿年前的地球，蜻蜓的个头能达到一米。为何能如此巨硕？据科学研究，当时地球温暖潮湿，氧气浓度比现在多出不少，十分有利于各种生灵聚集阳气。

　　氧气，即"养气"，养护生命之气。现在"养气"变薄，再也看不到那么华丽丽的蜻蜓了。

凝视那最古老的光

温度，是宇宙确认自身的依据。

当我们仰望星空，神游宇宙太虚时，可曾想到，在那看似什么都没有的真空之中，却是有温度的？

那是当年宇宙初生时，从一场开天辟地的大爆炸中残留下来的热量遗迹。经过漫长的时间后，它以微波的形式存在着，像一曲背景音乐一样，无所不在，无处不同，因此被称为"微波背景辐射"，是宇宙中"最古老的光"。

换句话说，宇宙从婴儿时代开始，便有自己的体温。

科学家描绘出了天空中无处不在的微波背景辐射的"地图"，作为宇宙以大爆炸的方式诞生的直接证据，同时，也直观地证实了在时空的原点，在造物主"第一推动力"发生作用的瞬间，宇宙图景便可以用"阴"和"阳"来完美诠释。

宇宙本是一个"纯阳之体"，只有能量，没有物质，可以说只有"阳"，没有"阴"。在不知为什么而发生的大爆炸后，在冷却的"婴儿"宇宙中逐渐浮现出了物质，这下，阳才有了阴为伴。所以，对于宇宙来说，阳一直都是主导。

漫话

路边一株草，悄悄弯曲身体。
背向太阳，开始打坐。

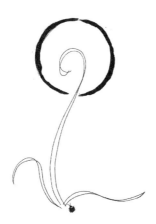

黑夜并不美丽

对于人来说，无论是身体还是精神，阳永远是主导，而且必须是主导。如果阳的力量不如阴，那么这人的身心一定会出问题。

人们在选购房屋的时候，按传统来说，要讲究风水。风水学说流派繁复，规矩众多，往往让人无所适从。但有一个标准是公认的，那就是房屋首选坐北朝南的，最好还要有可供晾晒的向南阳台。

为什么呢？

太阳，站在我国的土地上来看，每日都要沿着一条 C 形曲线划过南边的天空，给大地万物带来光明和温暖。所以，朝南的房间采光才会好，温度才能有保证，这样一来，人们平时积累在衣物、被褥里的湿气才能得以晾晒，保持干燥，不会发潮，不会积湿伤人。那些让人不快的潮湿的感觉消除了，人的心情自然愉悦起来，房间也会显得生气盎然。

北欧各国自杀率很高，据报道，这与那里靠近北极圈，每年都有几个月是极夜有一定关系，很多人因为长时间见不到阳光，患上严重的抑郁症。一些到北欧旅游的游客在刚见识到极夜现象时，感觉新鲜有趣，等到时间一长，才发现，作为人来说，很难受得了这样的环境。长久的黑夜其实并不美丽。像芬兰这样的北欧国家，会在每年夏至那天举行狂欢，因为那天是一年中白昼最长的一天。阳光，对他们来说是一场节日。

而热带地区的民族，比如生活在加勒比海地区的黑人，或者生活在我国海南岛的黎族，普遍开朗乐天，在一定程度上是因为那里常年光照充足，生活中一直有阳光为伴，不容易感到阴郁。

可是现在，许多住宅小区都有东西朝向的楼宇，有些户型直到下午两三点钟才能见到阳光。这往往是开发商有意设计的，目的是让朝向好的房子能卖个好价钱，却完全忽视了房屋朝向对人的健康的影响，只剩下了这样一个逻辑：有钱，才有权正常晒太阳。可以说，在我们今天这个"一切朝钱看"的时代，阳光也通过这种让人啼笑皆非的方式，变成了一种可以自由标价、自由买卖的商品。

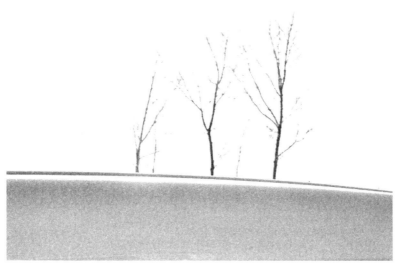

漫话

对于紫禁城乾清宫里的那铺火炕来说，虽然一百年来没再沾过人气儿，但每天依然能有日影从身上滑过，也算幸福。这都得归功于那传袭自白山黑水的传统：炕要挨着南窗棂，离阳光再近一点。

对阳光上瘾的不止猫

猫恐怕是我们身边最喜欢晒太阳的动物了，也是最会晒太阳的动物。你看春日下午，小区的墙角边，总有猫儿伸长了身子躺在那里，眯缝着眼睛，懒洋洋地晒着太阳，打着瞌睡。养过猫的人都知道，猫儿好像和向日葵是一个属性的，会跟着太阳走，太阳光照到哪里，它就喜欢跑到哪里卧着。

如此对阳光"上瘾"的动物，可不止猫儿一个。无论对于蜥蜴还是老虎，太阳光都是重要的能量来源。道理很简单：晒太阳，暖洋洋的，能减少身体热量的散失。

一位叫尼里斯·劳津的丹麦医生，有一天注意到一只晒太阳的小猫，他觉得有趣，为什么猫那么喜欢晒太阳呢？突然产生好奇心的他跑到这只猫的旁边，看到它身上有一个挺大的伤口。他连续观察了好几天，发现这只猫晒了几天太阳后，伤口竟然很快好了。这事给了尼里斯启发，他经过研究，发现阳光中的紫外线，对创伤有很好的治疗作用。因为这些研究，尼里斯获得了 1930 年的诺贝尔医学奖。

还有一个更广泛的例子。欧洲北部各国，包括德国、法国、荷兰、比利时等国，都是海洋性气候，常年下雨，特别是冬天，很少能见到太阳。于是那里的人们，每年夏天都要跑到地中海去晒太阳，直晒到皮肤的颜色好像烤熟了似的才作罢，美其名曰"日光浴"。如果不能去意大利和西班牙，趁着夏日晴天，爬上屋顶晒太阳，也是很常见的做法。在欧美，这样的习俗至少有一百多年的历史了。这是怎样的对阳光的迷恋？可能只有平时很难得到阳光眷顾的人们，才懂得阳光的美好和珍贵，才会如此地惜光如金吧。

所以，热爱太阳、热爱阳光，是世界范围内的文化现象，只不过，中国人的"逐日"方式，比西方人更间接一些、更广泛一些罢了。

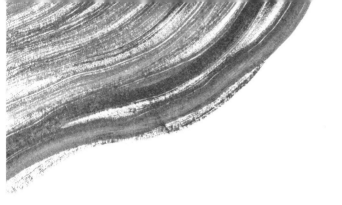

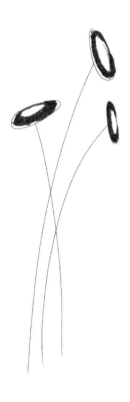

漫话

石间草今天第一次见到阳光，
还不知道世上有花这种东西。。

为什么都是右撇子？

你有没有想过，为什么我们大多数人都习惯用右手来吃饭、拿剪子？为什么"左撇子"那么少？

有趣的是，据生物学家观察，不只是人类，其实多数长有四肢的动物都是"右撇子"，都习惯使用右边的前肢。这种规律是怎样形成的呢？原来，这种现象也与太阳有关。

在竞争残酷、狼多肉少的大自然里，所有白天活动的动物都得"闻鸡起舞"，一大早就出门觅食，去抢夺最新鲜的草、最嫩的枝叶、最肥的虫子，所以早晨和上午是最好的觅食时间，等到太阳落山，就结束了一天的活动。

想象一下：清晨，当我们站在一望无际的大草原上，面朝南方，刚刚升起的太阳在我们的左边，在它那个方向出现的所有东西，都因为迎着刺眼的阳光而无法让我们看清，最多只能看到一片背光的阴影。对于任何动物来说，这个方向上的东西明显没有右边的看起来安全，因为右边的东西既可以看清，又不会显得刺眼。所以，本能会让我们伸出右手，而不是左手，去拿取右边的食物。

还有一点，就是心脏长在胸腔靠左的位置，左手要用来保护心脏。而对人来说，心，更是生命的开关，是身体里面的"小太阳"。

所以说，太阳不仅给我们粮食，还决定了我们许多的行为方式和生活方式，让我们成为我们今天的这个模样。我们跑得再远，也像一只小风筝，总有一根线，是牢牢地被攥在太阳的手里的。

漫话

　　人重新接近太阳的路，正是那
条回家的路。天黑了，但还好，家
里还有一盏灯在等我们。
　　回来吧，发现自己。走近自己。
守住自己。

热闹是一种幸福

中国人喜欢热闹。这一点和西方人有所不同。你看在西餐厅里，无论是客人还是侍者，都安安静静的，说话声音很轻，只能听见酒杯相碰的叮当声；而在中餐馆里，情况则正好相反，"来了您呐，里边儿请！"小二大声地招呼客人，客人也不含糊，放声大笑、聊天、劝酒，好一派热热闹闹的世俗景象。

中国人都说，这人多的地方，人气就足。什么是人气？就是阳气、就是生命力。而有生命力的地方，就有生生不息的希望和未来。所以，阳气总是和生命、光明和希望等这样美好的意象联系在一起。中国人相信，人气足，就会有福气、交好运，能让血脉长久地延续下去。

世界上几乎每个民族都有自己的民族色，也就是本民族的人们最喜欢，或者最常用的颜色，比如韩国人喜欢白色，自称为"白衣民族"，穆斯林都喜欢绿色，那是伊斯兰教的代表色，而中国人则特别喜欢红色，因为红色会让人联想起太阳和火焰，象征着光明、温暖、喜庆和吉祥等等美好的价值。而这些，都属"阳"，用中医的话讲，是人间"阳气"的体现。

所以可以说，中国人的生活中，处处都充溢着对阳气的喜爱和尊崇。

象征阳气的事物，在中国人的生活中随处可见，尤其是过年的时候，看那满城的红灯笼、闪着金光的春联、脸盆大的福字、响彻云霄的鞭炮，都充满了活力和吉祥幸福的味道，人们快乐的笑声、兴奋的语调、眼睛里的光彩，每一个细节都饱含了沉甸甸的阳气。

可是现在呢？儿女都不和父母一起住了，家家又都只有一个孩子，亲戚之间因为各种原因，走动也少了。作为儿女，过年过节，拎点东西回家看看，也就算是体现了孝心。在城里，再也难以看到一大家子热热闹闹过大年的场面了。一到年三十，大街上反而冷冷清清，看不到一个人影。往往是一家四五口人吃了年夜饭，看看"春晚"，放放鞭炮，这年就算过了。大年初一之后能好点，陪着父母、领着孩子逛逛庙会，小心地找回点像样的年味儿。

汉族是一个没有宗教节日的民族。这样的民族在全世界来看，也不多。过春节，是中国人一年中最重要的节日。这样一个本应该红红火火、充满了阳气之美的日子，如果变得像白水一样寡淡，恐怕一年的心情和运势都不会好吧。

就像春节对于中国人的重要性一样，中国文化，也总是喜欢围绕着"阳气"二字做文章。

你看出土的两千年前的汉代说唱陶俑，伸着胳膊踢着腿，笑得眼睛都没了。这欢喜的表情和动作虽然来自遥远的古代，却很容易就能感动今天的人们，因为它体现出了生命的美好。那也是阳气之美。

所以，能增长阳气、保护阳气的，人们就喜欢，反之就厌恶。谁让阳气是一种积极的、健康的、充满生机和活力的能量呢？

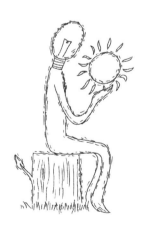

漫话

我们没去过太阳，但这不妨碍我们得到温暖的阳光。

阳气的精髓是"和"

总有一种力量，会让这个世界更加有序、美丽。对于生命来说，这种力量具有十分积极的规律，往往有助于生命的产生和繁荣。于是我们叫它"阳气"。

阳气体现在社会中，就是正气。什么是正气？有助于社会发展的风气和力量，有助于形成良好秩序的力量，而不是明里暗里阻碍、破坏这一趋势的力量。中国人都讨厌暗地里捣鬼、使阴谋这样的事情，而喜爱光明正大、积极向上的精神，这也是整个社会需要阳气、呼唤阳气的体现。

中国人自古以来推崇一个"和"字，和平、和谐、和和美美。但这种和谐的前提，是一种堂堂正正的气节，而不是苟且偷生，也就是先要突出"阳"的底色。在这个前提下，再想办法让各种力量达成一个"协议"，这才是"阴阳平衡"的真正意思，才是"扶阳"的精髓。

西方进化论认为，万物之间，就是弱肉强食、适者生存。现代生态学、生物学却证实，在同一个物种内部，以及在不同物种之间，普遍存在着共生共存的关系。比如，在正常的人体肠道中，有多达五千多种的肠道细菌发挥着重要作用：它们帮助人体分解食物、微调免疫系统、分泌维生素 K 等营养物质、"吞"掉食物残渣……如果按照"斗争"思维，滥用抗生素，大量杀死体内的有益细菌，破坏了我们肠道内的这个复杂而微妙的"生态系统"，我们的身体能好得了吗？

不仅是自然界，社会也是如此，各个阶层之间是互相依存的关系，无论是做大生意的还是开小店铺的，无论是记者还是建筑工人，或者不同地区不同民族，少了哪个部分都不行，要共存共生，需要"和"。

但是，对于任何组织来说，人体，社会，自然等等，只满足局部、部分的利益可不是"和"，如果只分别的部分一点利益，甚至不仅不分得利益，还要被剥夺利益，还被要求不得"闹事"，维持表面上的"和"的局面，那么这种"和"是维持不了多久的。好像刚打完抗生素，表面看起来烧是退了，把病治好了，其实后面有更大的病等着你呢！

所以，增长阳气，不能简单地维持表面上的和平与安定景象，而是要想法协调好各部分的关系。只有这样的阳气，才是稳固的，才能让整个组织越来越好，达到真正的"和"。

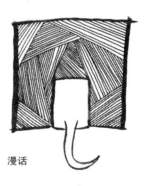

漫话

小猫爱玩毛线球
一会儿就把自己缠住了。

漫话

风来了，雨来了，种子来了。大幕拉开，日子上演。

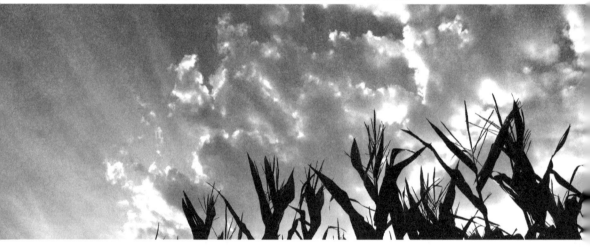

捍卫阳气不生病
纪念一代大医李可

给你想要的安全感

生命是宇宙间的奇迹，阳气，其实可以理解成作用于生命的能量。这能量本身具有一种说不清道不明的冲动，它让蓝藻不断繁殖，让麦穗变得黄灿灿的，让小鹿欢实地奔跑在春天的草原上。这神秘的力量，是阳气最动人的色彩和最醒目的特征。

所以，只要有生命的地方，就有阳气。但是，不同的生命，给人的感觉是不同的。当我们走进一片阳光很难照到的森林里，会感觉阴森森的，不舒服。为什么？因为树木虽然也是生命，但它的阳气比较弱，至少是比人体要弱。最明显的是它的温度不高。我们用手摸树干，能感觉到它是有温度的，但温度绝对不会比一般的动物高。

与阳气所代表的生命能量相比，那种阴森森的感觉，其实是人感应到了周围环境中蕴藏着的不安全因素，是阴性的力量、与生命力相反的力量。人是夜伏昼出的动物，生命的直觉告诉人，在这样的环境下，有可能潜伏着种种危险，应该提高警惕，赶紧离开这个地方。

自古以来，人们都在阳光下活动，到了晚上，就应该好好休息，因为夜色下往往存在着对生命起破坏性作用的东西。这是一种很本能的感觉，恰恰也是很准确的感觉。

我们现在许多人变成了昼伏夜出的动物，习惯于晚睡晚起，吃夜宵、赶夜场、过夜生活，或者说，在按照地球另一边国家的时间作息。可能是因为和暴露在阳光中相比，黑暗中可以把自己藏起来，反而会感到更安全吧。但这种"安全"，却往往很脆弱。

漫话

那句诗怎么说的来着——

野火烧，不尽春风吹，又生。

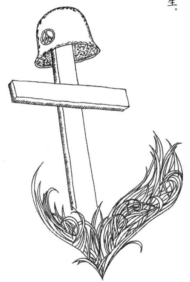

捍卫阳气不生病
纪念一代大医李可

衣藻的小日子

任何生命都有阳气在那里支撑着。天地间的能量也是一种气，这种气是如何与生命发生联系的？首先是通过阳光。

我们拿衣藻举例。衣藻是一种非常原初的生命形态，只有一个细胞，但在这个星球上，它可是一个"老资格"，恐怕已经存在了三十亿年。可以说，它是一切动物和植物的先祖之一。让我们通过衣藻一天的"小日子"看一看，阳光对于一个生命来说，究竟意味着什么。

小小的衣藻生活在一个池塘里。每天早晨，它被微薄的晨光唤醒，便匆匆忙忙摆动着两条鞭毛，向池塘的上方游去。那里刚刚开始出现阳光，正在变得温暖起来。它红色的眼点感受到了光明的方向，于是决定到那里去吃一份"阳光早餐"。它花费了大概十分钟的时间，向上游动了几厘米，遇到了一些已经到了那里的衣藻和别的微生物。大家抖动着鞭毛，互相挤挤碰碰，友好地打着招呼。这里的水温很适宜，聚集了很多衣藻，简直就是在进行晨间聚会。

随着太阳渐渐升起，照进水洼的阳光也越来越多了。小衣藻游动着，用自己嫩绿的叶绿体细细品尝甘美的阳光，并分裂出新的个体。它悬浮在水中，好像一颗运行在轨道上的透明的小行星。

日偏西山，阳光渐渐淡了、暗了，小衣藻不知道这是为什么，但它已经吃饱喝足，于是安心地停止了游动，随着最后一缕阳光的远去，睡着了。

到达小衣藻叶绿体的阳光是极其微弱的，但对于这个微小的生命来说，却是极其宝贵的。这点阳光已经足够让它把氧气合成为需要的能量，维持生存和繁殖。通过这种方式，阳光化作了阳气，推动小衣藻生命齿轮的转动。

　　一个小小的衣藻，已然是地球上绝大多数生命的"精简版"，无论是蓝鲸、人类还是银杏，在本质上和衣藻都没有区别，都要依赖着阳光的"恩赐"才能活下去。

漫话

我们的日子指望阳光、雨水，然后从地里掏出点什么。

二不比一高级

生命的特征是先吸收外界的物质和能量，维持自己的生存，然后用各种办法繁衍后代，把"香火"传递下去，而不是自我毁灭。这是阳气对于生命的终极意义：把希望寄托在未来，永远向前。

说生物在不断进化，从低级到高级，这是西方进化论的观点。中国人讲的是"道生一，一生二，二生三，三生万物。"我们不能说二比一"高级"，也不能说三就比二"高级"。一切的生命形态，不管是细菌，还是鲫鱼，还是老鼠，都是在生命冲动的驱使下，为了适应环境，从数量少到数量多，从种类少到种类多的过程，也就是从"一"到"万物"的一个过程。所以，一切生物之间都是平等的，擅自分出等级的高低，说人类就是最高级的，难道不是有点儿自以为是吗？

我们都是生态圈的一份子，在生物链中扮演不同的角色，少了谁都不行。人也只不过是能做一些别的生物做不到的事情而已，比如开汽车。但同样，很多别的生物能做的事情，我们人却做不到，比如像蜘蛛那样结网，像大雁那样飞翔，像海豚那样跃出海面，等等。

但是，站在人的立场上，我们很多人接受了人类比其他生物高级的观点。因为人类的脑子最大，血是热的，还会制作复杂的工具，还发明了高铁、奥运会。但是，可别忘了，人的大脑虽然变大了，但身体的其他功能，却不如其他动物，我们跑得没羚羊快，也没有猩猩那么强壮。

地球生物自诞生以来，每六千多万年就要经历一次灭顶之灾，然后一切在海洋中重新开始。承载着生命信息的物质和能量，在这种永不重样的循环里面不断流动，如今流动到了人这里，以后可能还要流到别的地方去。

世人所看重的许多东西，宫殿也好，美人也罢，不过是偶然出现的东西罢了。一切都来自于河流与尘土，一切又都将归于河流与尘土。只有生命本身，在生生不息中，蹒跚地走向未来。

不同的生命，通过一点点积累出来的身体上的变化，适应着不同的环境，让生物世界越来越五彩缤纷。

而这一过程，同样也离不开阳气的驱动。

阳气，让我们生生不息。

漫话

跟一阵风学晒太阳。
跟一丛桅子学开放。
跟一条小溪学成长。
跟一蓬蒿草学顽强。

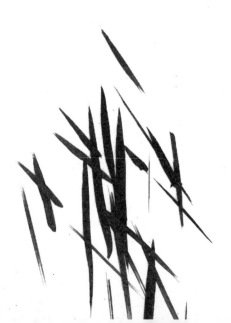

内外阳气是一家

外界的阳气如何助生物生息繁衍？

明朝有一个叫张景岳的医家，写了本很有名的书叫《景岳全书》，里面三言两语就把这道理说明白了："寒热者，春夏之暖为阳，秋冬之冷为阴。当长夏之暑，草木昆虫，咸苦煎炙，然愈炙愈繁，不热则不盛。至一夕风霜，即僵枯遍野，是热能生物，寒无生意，热无伤而寒可畏，非寒强于热乎？此寒热阴阳之辨也。"

什么意思？就是说关于冷热的问题是这么回事：春夏季节，暖和炎热，属阳性，秋冬季节，凉爽寒冷，属阴性。夏季最热的暑天里，草木昆虫，虽然都苦于炎热煎熬，但越热生长得越多，如果不热，反而不会很繁盛。到了秋天，一起风降霜，就全都干枯冻僵了。所以只有温暖的环境才更适于生物的繁衍生息，寒冷则会抹煞生机。温热不会伤及生命，但寒冷却会，难道不是寒冷比温热要更厉害吗？

所以，生命的繁衍，需要合适的温度来保护体内的阳气。如果温度太低，体内的阳气都用来抵御寒冷，也就无法正常进行"传宗接代"了，生命很难扩张自己的种群和"地盘"。西方科学家也认为，合适的温度是生命繁盛发展的一个必要条件。

生命体外的阳气，和生命体内的阳气互相影响，需要保持一种和谐的关系，这是内外阳气的规律。

漫话

给你点儿温暖就……怎样？
怎样都行。

捍卫阳气不生病
纪念一代大医李可

生命成就地球

　　除了温度，有助于生命生存和繁衍的事物，构成了外界阳气的一部分。比如我们吃的蔬菜、肉类、蛋类，里面都包含着对生命有益的能量和物质，吃进去，便为身体所用，身体外部的阳气，转化为身体内部的阳气。

　　人类虽然体温基本保持恒定，不会像小草或者蛇那样，一到秋冬就要进入休眠状态，但从本质上说，不管我们想不想，外部阳气的涨落，都会影响到我们的身心节律，好像雨落进池塘必然会激起涟漪。

　　自然环境中的阳气是我们生存所必需的，和我们自身的阳气是一种互相增进的关系。

　　国外有科学家认为，并不是一个适合生命发展的地球创造了生命，而是生物自己创造出了一个适合各种生命发展的地球环境。因为在几十亿年前，原始地球的环境其实是非常不适合生物生存的，大气中含氧量几乎为零，火山不断喷发出剧毒气体，天空中布满闪电。正是最原始的细菌和藻类，用自身释放的各种气体，慢慢改变了大气成分和地表成分。它们一点点粉碎了岩石，制造出土壤，净化了有毒的空气，让氧气含量越来越高，才为后来的更丰富的生命形态准备好了表演的舞台。

　　可以说，正是生命体内的阳气和环境中的阳气相互作用，才让地球越来越适合生命的生息繁衍，生命的存在也让这个原本荒芜的小星球变得无比壮美，成为银河中难得的明珠。

　　阳气是造物主施在这颗星球上的一种魔法，作为生命，不能不依赖阳气。无论是环境中的阳气，还是我们体内的阳气，都需要我们的呵护。把阳气养护好，是每一个人健康生活的前提。

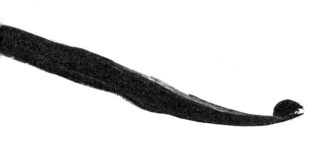

漫话

　　地球如沙。人和枣树、海豚、杆菌在这小小的沙上
相依为命。我们后悔不起。

传递阳气是一种责任

现在的人们不太容易理解阳光和生命之间的关系。因为我们是人，不是植物，不能靠光合作用来维持生命。但是我们需要吃饭喝水晒太阳，脚踩着土地接接地气，和草木一起呼吸。

说阳气是维持生命的能量，没错。其实我们也可以反过来说，生命是维持阳气的一种现象。

因为按照现代科学关于熵的理论，宇宙中的一切，从本性上来讲，都是从有序走向无序。比如桌子，如果放在那里不管它，过一阵就要落满灰尘，再过一阵，油漆脱落。短则几年，长则几十年，最后朽败成一堆碎片，散进风里。

但生命不是这样，一株小草，以雨露阳光为食，从泥土里吸取养分，不断更新自己的身体。春天开出花来，夏末结出果实，秋天把种子撒进风里，冬天脱去枯叶，等待来年的春风，又是一场新生。动物也是类似，人能做的更多一点，除了遗传，还能将记忆和知识通过神话、诗歌和书籍等传递下去，努力对抗着无序力量的侵蚀。

人的独特之处在于，在正常遗传DNA信息之外，找到了别的路径，超越生老病死，从而维持自身、物种和文明的稳定，让生命的阳气能够存在、运转下去。生命的机体成为了阳气的庇护所。

对个体生命来说，阳气在死亡时散尽。但是，小草在播撒种子的同时，也把阳气"复制"、"打包"了，藏在无数种子的胚芽中，待落到温暖湿润的土壤里，这股阳气自然活跃起来，又在大地上画出一份美丽的生命画卷。

所以，生命不息，阳气不竭。

漫话

　　生命之火从偶然诞生那天起，便像击鼓传花一样传递，千万物种，都为了这场游戏在一刻不停地努力。号称有史以来最聪明的我们可千万别扫兴。

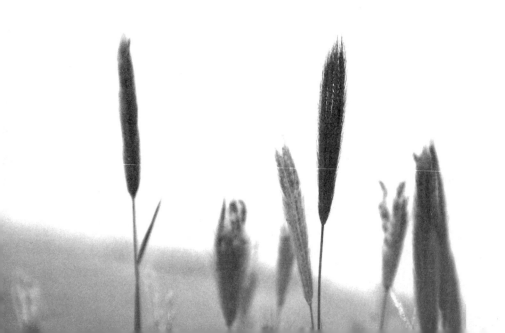

火是太阳的徒弟

火可以算得上是太阳在地球上的徒弟。

几百万年前，一个猿人小心翼翼地走进了一片刚刚过了火的森林，忽然闻到一股奇异的香味，原来是只被森林大火烧死的小鹿。它尝试着吃了块鹿肉，发现比生肉好吃好嚼。逐渐地，猿人学会了用火来烤熟食物，并保存火种。学会用火吃熟食后，每天再也不用像别的动物那样，花很多时间来进食和消化。

节省出来的时间，让猿人可以有闲心去打磨石头，制造出原始的工具，这让笨拙的前肢开始向灵巧的手演化，更多的血液也可以供向脑部，让大脑越来越发达了。

吃熟食也让猿人的上下颚、牙齿和舌头逐渐变得小巧了许多，为语言的出现做好了物质上的准备。而语言，正是人类文明发展的重要基础，没有语言，文化、宗教和复杂的社会分工都不可能出现。

发现火之前，猿人只能在白天得到阳光的照明和温暖，不用太过于恐惧，可到了晚上，夜黑风高，视野不如白天，总听见远近野兽的嚎叫，难免怕得要死，只能躲藏在窄小的岩洞树底下，惶惶一夜，不得安眠。

有了火之后，一到晚上，火光顶替了太阳，既可以烧熟食物，还能取暖、照明，野兽怕火，也不敢轻易近前。夜晚少了一些寒冷和神秘，多了不少安全感。猿人们围在火边，心理上少了恐惧，实际安全指数也大大提高，并且还意识到，自己不仅不用怕野兽了，手里拿一支火，野兽反过来还会怕自己。靠火，猿人在自然面前，产生了具有决定意义的自信心。正是这份自信，让猿人最终完成了向人的角色转换。

换句话说，若没有火这份阳性能量的支持，人这个东西，真的不大容易出现在这个星球上。

漫话

还记得第一次看到火的感觉吗？
那跳动的、飘忽不定的形状和光亮，
多像一个前世的、祖先也做过的梦。

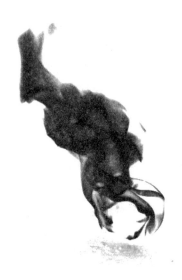

中篇 做一个牧"阳"童

　　一道光突然打来，打透了窗台上的小绿萝，叶脉缓步走出了凝固的黑暗，颜色开始流动起来，接近彩虹。温度计的指数上升，如同在和窗台上那复杂的阴影图案跳一曲慢四。

　　应该像照顾我们自己的孩子那样，对待自己身体的阳气。对孩子好，不光是物质上的好，更重要的，是通过心灵的通道，给孩子以呵护与引导，而不是溺爱或束缚。好像种一株栀子花，只需要放在阳光下，它便能自然向着阳光生长，将最美的一面拿出来给你看。

　　人体阳气又如一群小羊，我们就是牧"阳"童，需要时刻注意，将它们照顾得好好的。

撑起生命的保护伞

对人而言，阳气是保证生命正常运转的能量，是举在我们头顶的一把保护伞。中国人用"气"这个字来指称各种与能量有关的现象和事物。我们经常在报纸电视上看见"电气"这两个字，什么意思？电气，指的是与电能的转换、利用有关的事物。这并不仅仅是与"电"有关，而是与"电能够帮人做什么"有关。

这种能量，由人体吸收的各种食物、水和空气转化而来。人吸收的是各种植物和动物体内的精华，这是"精"，转化成能量，就是"气"，最后变成人的精神、意志，是"神"，这就是我们常说的"精、气、神"之间的关系。

万物之生是由阳决定的，万物之死也是由阳决定的。只要有阳气在，就有生命，人的正常生存需要阳气支持。"阳气"充足，人体就强壮；阳气不足，人就会生病；阳气散尽，也就是生命结束的时候。人之生长壮老，皆由阳气做主：精血津液之生成，皆由阳气为之化，所谓"得阳者生，失阳者亡"，"阳强则寿，阳衰则夭"。

阳气可以温养全身组织、维护脏腑功能。阳气虚，生理活动就会减弱，甚至衰退，导致身体御寒能力和免疫力下降。

《黄帝内经·灵枢》中说："人到四十，阳气不足。损与日至。"意思是随着年龄的增长，人的阳气会逐渐亏耗，过了四十岁，阳气便不够用了，身体的状况开始一天不如一天。

所以，对自己的身体好，必须从养阳、护阳、扶阳开始。

漫话

举一把伞，讨好阳光。

先有太阳，后有月亮

人体的健康靠的是气血的正常运行。而气和血相对来说，气是功能、是能量，属阳性；血是物质，属阴性。

中医有一句话叫：气为血之帅。气和血的关系是什么？**它们绝对不是半斤八两、气血平衡的关系。**这个血能不能够在血管里面运行畅通、流动、运转，把营养输送到五脏的各个部位，都靠气推动它、领导它。如果没有气的领导，各个脏腑气弱了就会瘀血、出血。这个统领血和各个脏腑的气，就是阳气。

在中医看来，维持人体正常活动的能量，属阳。涉及到"阳"性能量的作用和功能的事情，统称为阳气。而身体在物质方面的存在和形态，看得见摸得着，在阴阳性质上是属阴。血液、津液，都叫阴液，涉及到五脏六腑的物质方面，也都叫阴，比如心阴、肺阴、脾阴等。

一般人都认为，一个健康的人，阴阳要平衡。其实这个观念不完全对。为什么呢？从《易经》和《黄帝内经》开始，就特别强调：人的阳气乃是生命的根基，阳气是居于统帅地位的，是一个主导，阳要领导阴。人体的所有器官，你所吃进去的食物，脏腑化生出的各种营养成分，这些东西是属于阴的。阴的东西，都需要被阳统率。阴阳平和是有前提的，是阳气主导下的阴阳平和。

《黄帝内经》有几句话，一个是"阴平阳秘，精神乃固"，还有一句"凡阴阳之要，阳密乃固"。阳秘，说的是当你的阳气处在一个固秘、饱满状态的时候，才能健康。关于阳气的重要地位，《黄帝内经》还讲："阳气者若天与日，失其所则折寿而不彰"，《易经》也讲："大哉乾元，万物资始！"乾元就是太阳，有太阳才有生命。而阳气就是人身的太阳。

没有阳气就没有生命。从养生治病的角度来看，阳萎则病，阳衰则危，阳亡则死。所以，救阳，护阳，温阳，养阳，通阳，一刻不可忘了，同时治病用药切切不可伤阳。古人云："万病不治求之于肾。""求之于肾"就是救肾阳，即先天阳气。

一个人在不同的生命阶段的阳气水平不一样。小孩儿时候，当然是阳气旺盛；生长发育到成年以后，阴阳平衡，处在一种健康的状态；但是，到老年以后，逐渐会无缘无故地流鼻涕、流口水、流眼泪，或者是小便憋不住、尿频，这些都是因为人在年老以后，阳气衰弱，对阴液失去了统帅作用。

漫话

世界上没有黑暗这种东西，
有的只是光没有照到的地方。

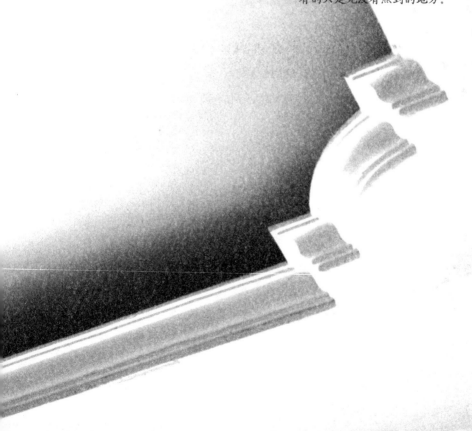

叶子都长在树枝上

《黄帝内经》说：头为诸阳之会。

这里的这个"阳"，是什么意思呢？

一般说来，这个阳，指的是属阳的六条经络。这些经络分别是三条手阳经和三条足阳经，均会集于头部，所以说头为诸阳之会。

其实，从整个人体的能量分布来说，头部也的确是"阳之会"。大脑是身体中最发达、最重要的器官。人类的大脑重量达到1400克。它消耗的能量也最多，我们每天吃的食物里面，多数能量供应给了大脑。

不仅如此，头部长着眼睛、鼻子、嘴和耳朵，这些主要的感觉器官都在头部，头是人体名副其实的"老大哥"，阳气最盛的地方。你看冬天的时候，如果在户外做了些剧烈的运动，头顶出的汗都能蒸出白雾，好像是烧开的水壶，也说明头部的阳气是最盛的。

为什么会这样呢？陈小野教授认为，从生物演化的过程来看，这些感觉器官和运动器官是最先演化出来的。比如衣藻，虽然只是一个小小的细胞而已，也长着一个能感光的"眼点"，可以让衣藻感觉到光，两根鞭毛，可以让它运动。说明头部和肢体都是先出现的，后来才演化出其他的五脏六腑。那么一般来说，这些先演化出来的部分，重要程度要高于后演化出来的部分，所以阳气最盛。

陈教授认为，对人体来说，头和四肢都是阳气很重的地方。尤其是手，因为承担了很多的功能，比如抓个苹果，握个筷子，许多地方都需要用到。从生物学的角度看，大脑中与手有关的神经元占的比例也的确是很高的，说明手的重要，也颇有些道理。

吸收阳光的叶子都长在树枝上，努力地伸向天空、伸向太阳。人的头、手和脚，就像大树的树枝，充满阳气。

唤醒经络的入口

中医里面认为，人的背部属阳，胸腹属阴。这和我们一般人所想的可能有些出入，一般人会觉得，胸腹是前面，肯定是阳啊，背部在后面，肯定是阴啊。其实可不是这么回事。

为什么呢？这里面的原因还是挺有趣味的。

首先，人的身体一般都是向前弯，很难向后弯，这是由脊柱的构造决定的。当人还是个胚胎的时候，身体就是向前弯曲的，后背向外，胸腹向内，像个字母 C，或者说，像一个圆形，这个很好理解。那么既然

是向外，就意味着开放、活跃，属阳；向内，就意味着收敛、安静，属阴。所以中国文化讲，外为阳，内为阴，后背为阳，胸腹为阴。

另外，所有的脏器都在前面，后背还要保护胸腹，这也是属于"阳包阴"的规律。

更容易让人理解的，是人在一开始就用后背对着太阳的事实。这个有两方面，一，人在学会直立行走之前，是用四肢爬行的，那么肯定是用后背对着太阳。等人学会了种地，每天在田地里干活，还是用后背对着太阳，所谓"面朝黄土背朝天"，几乎所有的劳动，都要用这样的姿势。所以说，人的后背是属阳的，胸腹是属阴的。

漫话

手指是人体的琴键，靠它，人弹奏出一个世界。

不仅如此，你伸出一条胳膊来看一看，哪儿是阳，哪儿是阴？你可能一下就猜错。正确答案是：手背那面是阳，手心那面是阴。手背那面的胳膊颜色要比里面的深，这道理和树叶是一样的，朝着太阳的一面，要比背向太阳的一面颜色深一些，因为这一面接受阳光要比里面多。所以，经行手背脚背的经络，都是阳经，而手心脚心的经络，则都是阴经。阳经有六条，阴经也有六条，这十二条经，全部顺着人体上下的方向，像十二条飞行航路，抑或是地铁隧道，沟通起不同部位间的气血运行。

　　经络上的穴位是输注经络之气的入口，好像地铁沿线的地铁站，所以正式名称叫"腧穴"，或"输穴"，表示可以通过这些入口，调动经络里的阳气，或为经络输入阳气。

　　那么怎样输入阳气呢？很简单，或者按揉，或者温灸，把穴位唤醒，也就是把经络唤醒，气血自然会在热力的推动下，顺着经络向内部脏腑、向周身供应。

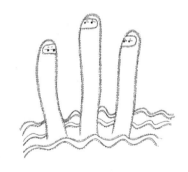

漫话

三根手指就是三个诗人。他们聚在一起眉来眼去，
谈笑间，乱石穿空，惊涛拍岸……

阳气的存钱罐

经络是人体气血的通道。如果将身体比作一块大陆，经络便是大陆上的条条河流。这河里奔流的可不光是水，更是滋养两岸无数生命的乳汁。植物、动物和人，都要依水而生、依水而居。那么在我们的身上，最宽广的大河是哪一条？是脊背中间的督脉。督脉就如长江或亚马逊河，是这块"大陆"上最壮观、最重要的一条大河。

督脉，是奇经八脉的主脉之一，是很有名的一条经脉，武侠小说里讲"打通任督二脉"，说的就是这条大脉。它主要经行脊柱，联系着经行全身的六条阳经。这个"督"字，是统帅、领导的意思，像个三军大都督一样。领导什么呢？领导全身的阳气。六条阳经的阳气，都汇聚于此，相当于全身的阳气，都要到这里来"报到"，因此督脉又被称为"阳气之海"，阳脉到这里，就像河流入海。

督脉不仅汇聚阳气，当各条经络的阳气不足时，它还会将阳气反补给经络，起着存钱罐、蓄水池的作用。

既然督脉主导着全身的阳气，那么保持督脉的畅通无阻，对于阳气的正常运行，就是非常重要的了。

漫话

背负起一片大海.
督脉是骄傲龙王，脊柱是华丽龙宫。

督脉需要做做操

现在坐在办公室里的人们，多数都有颈椎、肩部和腰椎的问题。为什么？从阳气运行的角度来说，就是因为平时太缺少活动，整个背部总是一个僵直、静止的状态，督脉的阳气好像是被切断了水源的池塘，难免淤滞了。

正常来说，当我们端端正正地坐在椅子上时，脊柱的气血从上到下是一气贯通的，这也是过去的太师椅、官帽椅的优点。我们现在坐的椅子或沙发，经常让脊柱处于不舒展的状态，看似舒服，实际上气血也"舒服"了，都不动了。气血不动，筋骨和肌肉都得不到足够的能量，怎么能不出问题？

那么怎么办呢？其实解决方法并不难，总的来说，要从内外两方面给督脉里的气血提供动力。工作的时候，气血主要供向了脑和心，顾不上背部。所以，工作间歇，要放松大脑，什么都不想，然后多活动背部，比如胸部向前挺，两个肩膀用力向后，以此夹紧背部的肌肉，然后再放松，再夹紧，让肌肉得到一紧一松的活动；或者学学壁虎，面朝墙壁，两腿分开，双手举在头顶，然后慢慢向下蹲，同时配合呼吸，下蹲的时候吸气，起身的时候吐气。这样做几个来回，你会感觉背部肌肉被一点点拉紧，血液流动明显加快，开始发热，一来二去，就会舒服很多！

这种"壁虎功"可是有来头的，既是一种瑜伽的动作，也是一种中国传统健身动作呢。

还有一种办法，但是自己做不到，需要别人来帮忙，就是"捏脊"，顺着脊椎的方向，用双手手指用力捏挤脊椎两边的肌肉，边捏边行，像弹钢琴似的。捏脊，是通过外力来疏通督脉，促进气血运行，相当于用手泼水，让水流动起来。虽然这么捏会有些痛，但很有效。

　　这办法，最早见于道家宗师葛洪的《肘后方》。"肘后"是什么意思呢？古人穿衣都是宽袍大袖，随身的小物件都放在袖子里胳膊肘后面的袋子里。肘后方，就是方便随时取用的药方，多来对付内科急症和外伤。这说明捏脊法在古代就是很实用有效的方法。

　　其实只要能活动到脊椎和旁边的筋肉，只要不受伤，怎样的方法都是好方法，抬抬胳膊，左右拉拉腰，都可以促进督脉气血的充盈和流动。

　　动动脑筋，来发明属于自己的创意"督脉操"吧！

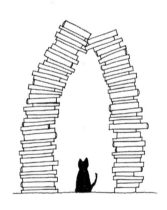

漫话

在各种姿势里，坐在椅子上是对脊柱压力最大的。"猫"一会儿，多试试跪坐和盘坐吧！

从冰中捧出火种

阳气受到损伤的人，需要扶阳。好像是一个人走路的时候不小心要跌倒了，旁边的人赶紧伸手扶一下，他就安全了。用什么扶阳呢？办法不少，主要是用中药。中药分温、热、寒、凉四性，对人体的作用，是以偏治偏，用药物的偏性来纠正身体的偏性。阳气虚弱、缺失，就不耐寒凉，要用温热的药来纠正。所以扶阳用的都是热药，用什么药呢？干姜、肉桂、附子、半夏、甘草等等。这些药都是热性的，可以扶助人体的阳气。

扶阳派是从对温病学说的反思和批判中发展起来的。

金元四大家之一的朱丹溪，在其著作《格致余论》中的《相火论》、《阳有余阴不足论》两篇中提出了"阳常有余，阴常不足"的论点，强调保护阴液的重要性，确立了"滋阴降火"的治则。

在此治则基础上，清代时，温病学说逐渐兴起，到了乾隆以后，一位叫叶天士的学者，把温病学说推上了巅峰的位置。以至于当时凡是搞中医的，都跟着他，成了医界的一种"时尚"。《清史稿》载："大江南北言医者，辄以（叶）桂为宗，百余年来，私淑者众。时人称：近来习医者，案头无不置一叶氏医案。"最后变成一种风气，大家看病时，也不辨证了，也不讲阴阳了，都给患者开寒凉的药物，造成为祸甚多的时弊。

这种滋阴的原则，至今对临床医师仍有深远影响。从现在"六味地黄丸"卖得火热就可见一斑。

清末时候，以郑钦安为代表的一群中医人站了出来，反对这种流俗时弊，举起了"扶阳"的大旗，用附子等药物救治了无数危重病人，以及被寒凉药物逼进死胡同的病人。

一百年来，越来越多的中医人发现了一味滋阴降火的弊端，从理论到临床，都归向了"扶阳"的阵营。这样的一群中医人，被称为"火神派"或"扶阳派"，他们好像一群高山救生员，一次又一次地从冰窟里救出脆弱的火种，创造了一个又一个回阳救逆的"传奇"。

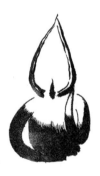

漫话

　　桌旁没有人。桌上一小蜡碗。这夜，烛火燃到很晚。

保护"三江源"

阳气遍布人体全身，无处不在。五脏六腑，筋骨血液，脑髓皮肤，只要有气到的地方，都具有阳的属性。

在经络中运行的气，也是人体阳气的一部分，如果说经络血脉是河，气血是水，那么心肝脾肺肾就是河流源头的山脉和沼泽，水谷营养就是不停淋润山脉的雨雪。遍布全身的经络，如同流出山泽的江河，沟通于脏腑、筋肉和体表，使得"山泽"出现的任何问题，都可以通过观察"江河"的枯竭或丰满状况来得知。

这些年来，北方的河流纷纷出现水量减少、甚至断流的现象，这是因为喀喇昆仑山脉那边的"三江源"沼泽地面积缩小了。为什么缩小了？因为喀喇昆仑山上的积雪少了。为什么少了？因为大气候变暖，雪线上移。现在的"三江源"保护工程、南水北调工程，就是试图用人力来稳定华夏大地的"气血"供应和调配，让整个国家的机体能保持正常。人体其实也是一样的道理，气血的"三江源"，就是各个脏腑。

脏腑也有各自的偏性，五脏属阴，六腑属阳，这是为什么呢？

因为五脏，古代叫"五藏"，藏着什么？藏着精气，而且是藏而不泄，要好好地守住，在性质上是偏向安静的，属于阴的特点。而六腑，是六个有收纳、传化和排泄功能的器官，是传而不藏，要保持一个流动不满的持续工作状态，所以是阳。

漫话

　　我们以前要排干沼泽、焚烧森林，
开垦出粮田牧场，现在又得把地盘还
给自然。懂得退让，就是进步。

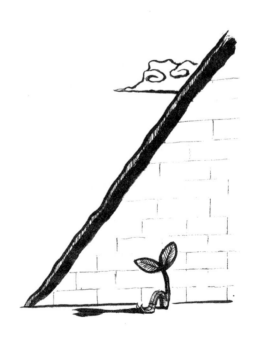

捍卫阳气不生病
纪念一代大医李可

脏腑都是身体的"官"

追逐阳，不等于放弃阴，只是更强调"阳主阴从"的理念。《易经》说："形而上者谓之道，形而下者谓之器。"什么意思？超越身体形态的，是道，也就是道理、规律，属阳；身体形态作为器具，属阴。

这阳和阴又有着怎样的关系呢？对于生命来说，一定是要以阳为主导的，阴为辅助、配合。

身体的各部分在胎儿阶段形成时，就做好了担任不同职能的准备，也就是"器"的作用，所以叫器官——既是器具，又是官员。

作为器具，要有物质形体，这是阴的一面；器具都有一定的用处，这用处就是它阳的一面。而脏腑本身又有一定的"主观能动性"，会在阳气的驱动下，积极主动地做一些事情，不仅是储藏精、气、血、营养，还要帮助身体的其他部分，甚至领导其他部分，这就是"官"的含义。

《黄帝内经》里面把五脏六腑都封了官。比如，肝是将军之官，负责出谋划策，脾胃，是管后勤的，负责供应粮草。既然都当官了，就有更多的"尊严"，需要别的部门的尊重和配合。对这些身体的"官员"来说，最重要的，是来自我们自己的尊重。

所谓尊重，就是当"皇上"的不能乱来，得多听听这些"官员"的呼声和意见，看它们需要什么，保证它们能正常发挥自己的作用，把"官"当好。

人生在世，要以五谷为养、五果为助、五畜为益、五菜为充，这些都是有形之物，要倚靠阳气运化；外界六淫日积月累，伤人于无形，耗阳损正，故护阳实为要务。

所以，时刻注意养阳护阳，就是对我们身体的最大尊重。

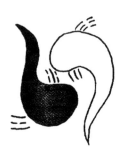

漫话

器里面都藏着道。
所以器都值得拥有人的尊重。
韩国人把太极和八卦画在国旗上。
中国人把太极和八卦扔到垃圾堆里。

守住身体的财宝

阳气是我们身体的财宝，五脏六腑是聚宝盆。单拿出任何一个脏腑器官来看，都与阳气有关。

从五脏来说，它们在水谷所化阳气的驱动下，分别有生化贮藏气血、津液，乃至精神的作用。当它们像卫兵一样，坚守各自的岗位时，就是五脏阳的一面，而它们阴的一面呢？就是有形的形体、津液等。其中，对于阳气生化来说，最重要的，是肾和脾。

在人体中，阳气是先天肾气和后天脾胃之气结合在一起的混元一气。也就是说，阳气来自两部分，一是先天父母所给的肾气，二是来自水谷精微，靠吃的食物、喝的水在脾胃中转化而来。

肾脏储存着来自父母精血的先天之气，肾气又称元阳，命门真火，生命的根基和原动力。先天肾气也叫元气，是我们从娘胎里带出来的，一出生就有的原始的能量。这种元气，也属阳气的一部分。

中医上讲的阴阳，其实是浑然一体，互相融合的，不能说这边就是阳，那边就是阴。人的元气也是一样，从出生时，他的元气就是浑然一体的，但是因为先天的东西和后天的东西又有所区别，而且两者互为其根。比如说脾胃是后天之本，而且根据五行的理论，脾属土，土能够生养万物，其他四行（肝心肺肾）都受它的灌溉。如果在脾胃这里出了毛病，不能够健运，那五脏就失养了。所以大多数疾病还是要归结到后天之伤，损及先天之阳，动摇了生命的根基。好像是家里停电了，所有电器都只好"放假"休息了。

现在的很多病，首先就是脾胃先受伤——吃喝大量的生冷食物、饮料；其次是因为生活过于劳累，操心的事情多，或者压力大等等。中医认为"思伤脾"，想得太多、心情郁闷，这个人首先就不想吃东西，消瘦，然后从脾虚开始，演变出多种疾病，像糖尿病、高血压什么的，都是这么来的。

阳气应该周流全身，使人体不受外邪侵犯。这就是"正气存内，邪不可干"。所谓的正气，就是浑元之气，就是脾气和肾气加起来那个元阳，你把阳气保护好，就啥病也没有了。

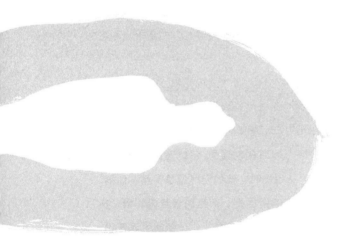

漫话

拣起一块泥巴，我知道里面藏着什么。
用刻刀拂去泥垢，拿出一尊佛。

把炉火看好

李老先生曾经遍访山西全境、南北七省，搜集清末民国年间彭子益的《圆运动的古中医学》，认为这本遗书代表了真正的古中医学，是近百年中医史上的一座丰碑。

他认为，所谓的古中医学其实都是汉朝以前的中医学。汉唐以后，好些人误解了《黄帝内经》里面的主要观点，古中医逐渐变了味儿。

中医从金元以后，有些个分支，更是走向歧路。其中走得最远的是朱丹溪。他当时创造了一个理论，叫"阳常有余，阴常不足"，实际上是谬论，背离了《内经》的宗旨。现在好多大夫看病，都是根据他这个理论来的，重在滋阴，而不是补阳养阳，结果常常适得其反。所以中医现在治病，首先就要补救因为长期服用阴寒的药物损伤了的阳气。

彭子益的基本观点是：所有病都是本气致病。什么叫本气？本气就是脾和胃中间升降所产生的气，也就是"中气"。中气为后天之本，是生命的支柱，十二经（也就是五脏六腑）的经气好像轮子，中气的升降带动了十二经气的旋转，于是生命运动不停，当升则升，当降则降，是为无病。

所有病都就是因为先天的阳气有变。不管你受了外界多大的干预，到了具体的人身上，首先就表现在元气有变的地方受损伤。中医治病就是以本气为主，以人为本。不管什么病，本气强的，受邪从阳化热、化实；本气虚的，从阴化寒、化虚。

就算有些病是受外因的伤害，但是很多年都搞不清楚是哪有外邪，或者是哪一种外邪伤害了元气，最后归结到他目前的证候，那就首先建立、巩固他的脾胃，"有胃气则生，无胃气则死"，通俗地讲就是首先得让人吃得下饭，他才有抵抗力。

古人有个形象的比喻，说脾胃如釜，就是把脾胃比作是灶台上的锅，肾气为釜底之火，肾气就是锅下的火，锅里面有各种各样的食物和水，如果火力不够，这个水和食物怎么能熟得了？所以到最关键的时候，要照顾锅底之火。保护好肾少阴经的那个元阳，让元气不要走散。

脾属土，凡是脾胃病，假使理中不效，那应该尽快用四逆汤。四逆汤是回阳的，能补肾阳，相当于是补火，让火再生土。中气伤犹可救，肾气伤，彭子益叫做"拔阳根"，从根拔起，生命能不终结？

所以养阳护阳，最主要是重视养护肾气和脾气。

漫话

肾为水，脾为土。出门在外，小心水土不服。

让心好好地跳

每个人都有一颗需要呵护的心。当然，这个心不仅仅指心脏。正如中医的理论所认为的那样，心，绝不仅仅是血液的发动机，还是情志的家园。当我们心情非常难过的时候，心这里，会感到难受，这是许多人都有的经验。

心在五行中属火，是阳中之阳、五脏中阳气最盛的地方，无时无刻不需要阳气的供应。心一刻不停地跳动，这是心阳的一面，而心阳是心气的体现，如果心气虚，心的这种正常功能就会受影响，出现心阳虚的症状。

有统计显示，全球每年死于风心病、肺心病、冠心病、扩张型心肌病的人数达到 500 ～ 700 万人，这个数字非常庞大，而且有很多十几岁的小孩子也得了心脏病。

李老先生治愈过大约六千例心脏病患者。其中一千例以上，是医院发出病危通知书的。可以说在器质性心脏病的领域，纯中医治疗取得了名副其实的大捷。

在所有心脏病病例中，阳虚十占八九，阴虚百难见一。寒实为病，十占八九，火热为害，十中只有一二。很多是真寒证，又有很多假热证，所以辨证一定要准确，稍有差异，生死攸关。总的一句话，病因虽有多端，总根源只有一个：人身皮毛肌肉、经脉官窍、五脏六腑，但有一处阳气不到，就是病。这个可以概括成所有心脏病的主要病因。

拿风心病和肺心病为例，也就是风湿性心脏病和肺源性心脏病，李老先生对病因病机的认识是，本气先虚，风寒之邪外侵，正气没有力气把邪气撵出去，反复受邪，由表入里，由浅入深，层层深入，最后才深附在三阴经的本脏。好像是守卫司令部的警卫打了瞌睡，让敌人的特种部队得以趁虚而入了。

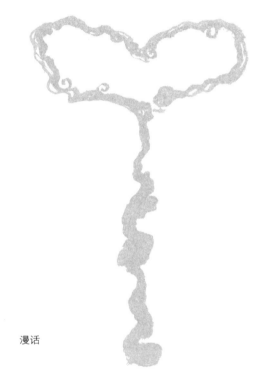

漫话

巴金老人晚年时曾写过四个字："掏出心来"。有人有心可掏，有人无心可掏。

怎么来的就怎么走

疾病都是由浅入深、由表及里，逐渐发展的。好像一阵凉风刮来时，先侵犯皮肤和毛孔，然后那股凉气才会进入肌肉、血脉、脏腑。

疾病最初只进入到人体的轻浅表层，也就是出现六经辨证中的太阳经证。《伤寒论》中关于太阳经的讨论最多，病在太阳经时很容易误诊，因为还没有出现更明显的症状。明代张景岳《景岳全书》说，治病的时候，假使你错了，宁可错以误补，不可失于误攻，误补犹可解救，误攻则"噬脐莫及"（表示悔恨到了极点）。从这话里可以看出这位明代的老先生在临床中一定走过很多弯路，一定犯了好多错误。世界上百行百业难免错误，唯独医生不能错误，一旦错了，往往就是以人的生命为代价。所以《伤寒论》关于太阳经的内容，很大一部分并不是直接治疗疾病的，而是对于太阳经误诊的人所采取的补救方法最多。

李老先生在读各家的"伤寒论注"时发现，他们都有一种观点：病怎么来了，你就让它怎么散去。病从太阳经来，那就通过各种方法，再把它从原路透发出去，病就好了。

《内经》关于病因有这么一段话："邪风之至，急如风雨"。四时不正之气在侵犯人体的时候，急如风雨，防不胜防。那么我们应当怎么办？《阴阳应象大论》讲了："故善治者治皮毛，其次治肌肉，其次治经脉，其次治六腑，其次治五脏，治五脏者，半死半生也。"讲得非常清楚，等到病入五脏，就是半死半生的格局。

《灵枢·百病始生篇》作了补充，描述了百病由浅入深的层次关系，就是寒邪侵犯人体之后，由表入里，由浅入深，由腑入脏，进入到最深层了。这个时候，有些医生或者病人就以为把表面的症状解决掉了，病就好了。其实有很多的病，在实际治疗中，都只是把表面的症状去掉了，内邪还没有完全祛除。如果我们没有辨证准确，治疗错误，就给"病"帮了忙，每次都留下一点，日积月累，就越来越深，越来越重。所以《黄帝内经》结论说："上工取气，救其萌芽"，也就是"治未病"要从补气、养气入手。

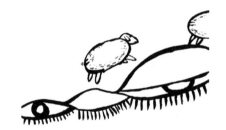

漫话

甭管怎么说，医圣也是人呀！是人就不能不犯错误。从医圣著书的口吻来看，《伤寒论》难免让人想起奥古斯都的《忏悔录》。

谁说中医不能治急病？

附子被称为"回阳救逆第一品"，什么意思？回阳，回复阳气，救逆，抢救厥逆。厥逆，指四肢冰凉，失去意识，相当于现在说的休克。回阳救逆，用老百姓的话说，就是起死回生的意思。

现在人们一般认为中医都是"慢郎中"，治慢性病行，要是治急性病、危重症，好像就非得看西医不行了。而李老先生大半生用附子成吨，将几千例重症心衰病人从鬼门关给拉了回来。这是奇迹么？是，又不是。

其实中医本来就有一整套的急救方法。《伤寒论》是怎么来的？那就是在大型瘟疫当中总结的成功经验，什么情况下，用什么方法等等，都讲得非常清楚，但为啥后来能掌握这些方法的中医人很少了？这其实是个历史大环境的问题。鸦片战争以后，西方列强看中了中国这个大市场，要让他们的医药来占领这个市场。让西药来取代中药，西医来取代中医，这是个大买卖，发大财的事儿啊。在这种境况下，中医的光芒被有意无意地掩盖，生命力也一点点被磨损掉了，人们对中医的感受，也越来越像看待一个陌生的客人，而不再是自家人。

都说中医是标本兼治，西医是治标不治本。为什么不治本？是不能治？还是不想治？这有点像美国打塔利班和萨达姆，与速战速决相比，把时间拖得久一点，子弹和导弹多用掉一些，似乎对大军火商们来说才更有利可图。

对大药厂来说，也是一样的道理。

放眼世界，各种西药的研发和上市，真是长江后浪推前浪，支撑起一个全球性的大产业。西方各国，每年几十亿美元砸进去研制新药。可是，在跟病菌和病毒的变异速度赛跑的过程中，似乎总是显得捉襟见肘，力不从心。与之相比，中药没有那么多的"科技创新"，但在近年来各次重大疫情中的表现，却可以说让西药汗颜。当高科技的生物实验室还在日夜兼程地研制新型疫苗时，中医人却靠着两千年前张仲景的方子，从容不迫地治好了"甲流"。

这是奇迹吗？不，这只是中医应该有的作用，中医本来就有的作用。

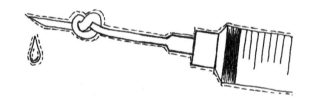

漫话

最开始，抗生素以人类救星的面目出现，但病菌并不甘示弱，逐渐变成药和病之间的赛跑。现在新病怪病越来越多，可是乐坏了药厂。

附子的秘密

你见过附子吗？

附子是一种叫乌头的植物的侧根。乌头这个名字是怎么来的呢？乌头四月采，春时茎初生有脑头，如乌鸟之头，故谓之乌头。乌头开紫花，长在山坡上，看起来很美。可是，当你意识到它剧毒的属性时，那种颜色往往瞬间便转化成一种不祥。这其实是一种误解，因为物极必反，能夺人性命的大毒，用得恰当，倒能叫人起死回生。这在懂中医的人看来也不是什么新鲜事。

四川省江油地区是传统的附子主产区，那里生长出来的附子，占了"天时、地利、人和"，是最道地的药材。

怎么个天时、地利、人和呢？

这要从附子的生长秉性说起。附子要在冬至那天种下去，第二年夏至的时候采收，因为冬至正是自然环境中的阳气生发的起始时间点，夏至则是阳气达到顶峰的时候，江油气候春夏秋冬四季分明，所以这里出产的附子能得到一年中最纯厚的阳气。这是"天时"。

江油位于四川成都平原的绵阳市，境内土壤肥沃，土质疏松，排灌方便，这是"地利"。

江油是附子之乡，栽培附子至少有一千年以上的历史，北宋时期已颇具规模，当地农户对附子的栽培、加工、炮制都积累了极其丰富的经验，故江油附子独享"人和"之利。

正是这几点，让江油的附子成为全国有名的道地药材。

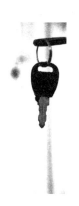

漫话

江油是诗仙李白的故乡，李白是唐诗
的钥匙，附子是扶阳的钥匙。

来自冥界的毒草

关于附子的母体乌头，古希腊有这样一个有趣的神话故事：过去有一个全世界一顶一的大英雄，名叫赫拉克勒斯，他因为把好事做绝，可以由人晋级为神了。但宙斯的老婆赫拉，全宇宙最大的奴隶主婆，也是全宇宙最会嫉妒的女人，给他出了难题，要求他必须完成十二件艰巨的任务才能封神。

赫大英雄轻松完成了前十一件，最后一件可有点难，是把冥王哈德斯长着三个头的地狱看门狗带到她面前。冥王并未拒绝，但他提出了条件：想把它带走，得自己制服它，而且不许使用武器。赫大英雄费尽心思，终于战胜了怪狗，并把它带向天后。要见天后必须经过人间，但是久居地狱的三头狗从未见过阳光，当这只地狱三头狗来到人间时，冷不丁一见太阳，明亮的阳光晃得它直甩头，结果甩出不少口水落在地上，这些地方生长出一种诡异的绛紫色的花，就是乌头。

可以说，无论东方还是西方，从很久之前，人们就已经认识到了乌头的性质，认为它是一种相当诡异的植物，所以觉得只有来自地狱的怪兽，才能赋予其如此的"魔力"。

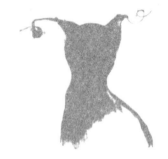

漫话

　　据传说，这三头狗以冥界的死灵
为食。可以想象，这狗的口水有多毒！
难怪附子的毒性令人生畏，若没有点
"道行"，可不敢用它。

捍卫阳气不生病
纪念一代大医李可

附子首先是美食

对于江油本地人来说，附子首先是一种可以下菜的食材，然后才是药材。附子在江油街上的店铺里就有出售。每年冬至，当地人都要用炮制过的附子炖羊肉或狗肉吃，吃了之后整个冬季都不会觉得寒冷，但年轻人基本不吃，因为吃后容易流鼻血，这是因为青年人的身体本来就壮，抗不住附子那么猛的药力。

这样将毒药当美食的风俗习惯，在江浙地区的人看来，实在是不可思议。

国学大师南怀瑾也在《道家密宗与东方神秘学》这本书里讲过这样一个故事："抗战时到达四川后，遇见了一位有名的中医，外号叫扶阳爷。这位扶阳爷家中常年不断地煮着一大锅附子汤，谁都可以喝上一碗。对于这一桩医案，内心常感不解。到了峨眉山。才因庙中僧人喝附子汤而有所契悟。原来峨眉山中峰大坪寺的开山祖师，当年初建山上寺庙时，受过许多困苦，在他饥寒交迫时，常在山中采集乌头来吃，乌头也就是附子。后来山上众僧相沿成习，每年规定一日，全体僧人停食，只喝附子汤，以纪念开山祖师的艰苦奋斗。当大家喝附子汤的这日子来临时，附子早已入锅煮一昼夜又了。所以大家年年都喝附子汤，但也没有死过一个人。于是我才恍然大悟：经过久煮的附子，可能毒性早已挥发殆尽，剩下的是增加热能的成分。难怪扶阳爷家的附子汤大锅，也是日夜不停地在沸腾着。"

为什么江油那里的人这样将附子当做平常食物呢？这可以说与江油的水有关。江油地处涪江上游，江水来自青藏高原，带着原始的冰水寒气，急流而下，寒性正盛。江油人喝这样的水，必须得靠乌头附子这样热性的药物来保证寒邪不侵犯脏腑。

有了这样的民俗文化条件，中医扶阳派的宗师郑钦安出自四川也就是自然而然的事情了。像卢崇汉、唐步祺等众多"扶阳派"名医也都是四川人。这些用附子用得好的名医，会被广大群众直接昵称为"火神"或"附子"，比如"卢火神"卢崇汉。

中医治病就是在保护、启动病人自我修复的功能，相反相激，调动机体自身的对抗外邪的力量。所以，在用附子剂的过程中，很多人会出现很多不舒服的情况，或吐或泻，那都是人的元气逐渐恢复，有本事和体内的"敌人"干一仗了，正邪相争的表现，不是坏现象。

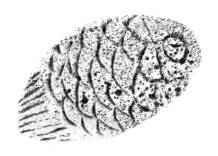

漫话

拿毒药当菜吃，其实并不新鲜。剧毒的河豚不也是美食吗？关键在于怎么吃。

贴心的半夏

半夏是一种名字很好听的植物，让人联想到过了一半的夏天，风热热的，蝉鸣不止，好像发生了什么故事，所以有些歌就叫"半夏"。但这种名字好听的植物本身却是全身有毒，所以又叫蝎子草，说它像像蝎子一样，会蜇人。生半夏可外治毒疮，制半夏则有祛痰平喘，和胃止吐的功用。所以虽然有毒，倒是一种很贴心的植物。

李老先生一辈子用的是生半夏，也就是没有经过什么复杂加工，只是洗净晒干，需要用的时候捣碎就用的半夏。生半夏一般都是外用，而老先生则是拿来内服。书上写的用量是 1 克，实际每月平均剂量要用30～50公斤，和附子情况差不多，比生南星多一点。李老先生强调，《伤寒论》里用到半夏的方子都是生半夏。生半夏后面还有个"洗"字，就是用开水冲洗一次。

为什么李老先生认为制半夏治不了病？他这么理解制半夏的制作过程：清水泡十五天，泡到发酵，再加水加白矾，又十五天，然后拿姜、甘草和到一块，再泡十五天，共四十五天，制出来的半夏毒性去掉了，但威力也没了，治不了病。

还有一个问题，根据《神农本草经》记载，半夏治病是辛以润之，那它为什么能通大便呢？李老先生用生半夏时，先是洗一洗，洗下来的水是黏糊糊的，滑的，这个黏的水就是通大便的。因为凡是辛的东西都有发散、疏布津液的作用，让身体各处得到滋润。附子大辛，可以升生津液。左季云老先生评价附子，也说它能通阳，生津液，阳生阴长。卢火神的观点也是：阳不生，阴不长，所以生半夏无害。民初的张锡纯老先生、当代的朱良春老先生，都善用生半夏治病。

漫话

不管是附子还是半夏，虽然有毒，但都是自然而然生长出来的绿色的精灵。比那些用石油提炼出来的药片，不知道对人要亲切多少！

下篇 有些事儿我们不明白

一百米宽的大马路上，尾灯汇成红色的河，头灯汇成银色的河。风送来城市脏腑的气味。混凝土和暗红夜空暧昧地纠缠一处。我们如迷路的锦鲤，在一条浑浊的大河里小心游动。

按理说，现代社会越来越发达、便利、清洁，我们也应该越来越走向富足、健康、高尚。但似乎总是事与愿违。

在四书五经不再是必须的年代，有些事情，虽然习以为常，也难免一夜转身，变为身心困境。

还好还好，我们的祖先要清醒得多，早早地将遗产给他不争气的子孙们准备在那里。他们似乎早就意识到：孩子们会有迷路的那天。

从老祖宗那儿，我们首先得到的启示，是惜阳，惜命。

我们究竟上没上火？

我们平时总说"上火"，说我今天又上火了，脸上起痘了。这"上火"究竟是什么意思？那些上火的现象，究竟是不是真的"上火"？

在中国有些地方，把"上火"叫"虚火"，似乎说明了这"火"的真正面目，并不是"火"真的太多了，体内的能量太多了，而是一种"虚"的"火"。

广东、广西那边习惯喝凉茶，很多人就是喝凉茶喝出病的。他们不知道自己是阳虚，以为是上火，所以嗓子疼，脸上长痘，就去喝凉茶。其实是进了一个认识误区，更糟糕了，很难好得了。其实无论是舌头红，喉咙痛，还是起痘，都是由内向外自我修复的一种机制。这机制已经启动了，你再喝凉茶把它压回去，那不成了一个终身疾病，怎么好得了？

中医里面讲治病有两个大方向："正治（从治）"和"逆治（反治）"。"逆治"就是如果表现为热，就给你用寒；"从治"就是顺其势，比如虽然是热象，但还用热药，把它引回到它应该去的地方。

其实这两种治法的根本思想是一致的，都是要"以偏纠偏"，纠的"偏"是疾病本身的偏向，当外在表现和本质一致时，用正治法，当外在表现和本质相反时，用逆治法。问题是什么时候这俩一致？什么时候相反？李老先生认为，积劳之病、久病大病往往需要逆治，因为"热象"不是"实火"，是"虚阳外越"。

《内经》讲"君火以明，相火以位"，这个"位"很重要，也就是说，要让各种要素呆在它该在的地方。那么火应该在什么地方？君之下，水之中。如果它离开水，跑到"君"的前面、上面去了，表现出来就是上半身的、手脚心的热证。实际上它不应该跑到上面去，应该回去。但

是它脾气很暴，火嘛，是一种很活跃的能量，你要顺着来，不能揍它，也不能骂它，必须以引导为主。

李老先生曾说，有好多的病人，大概有一百例以上，都是这种情况。就是每到晚上睡觉的时候，他们的脚必须放在冰上才能睡着，这种情况看起来好象是热得很厉害，体内火太盛了，都跑出来了，其实是虚阳外越，是阳气没有留在它该在的地方，四处乱跑。不是阳气太多、多得往外冒，而是里边太冷了，把单薄的阳气赶出来了。

这个情况下，就应该用四逆汤，让阳气回到下焦，用两三副药就好了。如果辨证错了，反而散了他的阳气，最后把阳气都散完了，那就死路一条。

有些朋友一到夏天的时候，后背上就起很多小包，很痒。李老先生就认为，这些小包，是因为夏天到了，上一个冬天积累在体内的废物，都要通过出汗等方式排出去，如果这人不太爱出汗，那身体就要寻找其他的方式"排毒"。所以这小包是体内湿气被阳气驱赶出去的一个现象，相当于人体根据季节的变化，启动了一个自我排毒、修复的程序。

如果误以为自己是实火、阴虚上火，结果采取清热解毒或滋阴降火的办法，硬把这"捣乱"的阳气给打压下去，那么相当于人为地中断了身体的正常反应。

人体的阳气也是一样的，不能和它来硬的，我们活命全靠阳气呢！要想办法帮助它重新找到自己的位置，让它回到肾里面去，回到脾里面去，哪里缺就引导它去哪儿，让阳气发挥它应该有的作用。

漫话

太阳像是上帝他老人家的现实代言人，
给地球上一切生命制定了最基本的规矩：
知冷热，得平安。
只要太阳还在，这规矩就不会变。

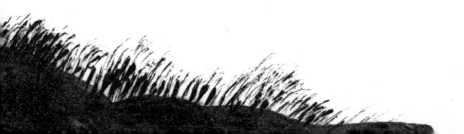

从北到南一片虚

2004 年，李老先生接受了名老中医邓铁涛的建议和邀请，到南方几个省进行了考察，之后每年都要来三四次，包括广州、南宁等好些地方。主要是帮刘力红和广东省中医院做些工作。在南方期间，看过的病人有一千多人，他发现这里头有一个很特殊的现象：**所看的病人里面，阳虚寒湿证的十之有八九，而阴虚火热证的百不见一二，几乎一例都没有遇到过。**

怪事了，不仅是北方人阳虚，南方人阳虚的也特别多，而且南方人阳虚的几乎是百分之百，极少例外。南方气候那么热，一般人讲，有夏无冬，长年阳光充沛，热力旺盛，人们在这样的一个气候下竟然没有一个得火证、实热证，或者阴虚证的，这个事情似乎十分奇怪。

从那时候开始，李老先生就开始寻找根源。通过观察南方人的生活习惯，他发现：**第一个问题就是南方人普遍都使用空调，经常开着，室内温度低到十几度。**外面大夏天，气温三十几度，一进到屋里，就像掉到了冰窟窿里头了。这么一冷一热，每天经过好多次，出现很多人为的空调病。

空调病，现在被归为亚健康的一种。西医认为除了过冷的刺激还有两个原因：一个是空调房门窗都关着，负离子太少了，空气不"新鲜"所以导致发病；第二个原因是温差变化大，人的植物神经系统无法适应。

在中医看来，空调的低温破坏了我们几千年正常气候下的这种体温变化节律。寒湿是伤人最厉害的外邪，人造的寒邪比自然界的寒邪还要厉害。

我们有好几千年都处在没有空调的环境里，生活得非常好。自从有了空调，阴寒的力量，频频趁虚而入，干扰阳气的正常活动。现在很多人的一天，是从空调房到室外，再从室外到空调房，把寒气一层一层压在体内，这样的话就造成很多病。比如说头痛、慢性鼻炎、阴暑证。所谓阴暑证，就是暑天受寒得的一种病，它和暑热证不一样，看起来是暑天得的病，实际上是一种阴寒证。再有一种，就是常年难愈的感冒，年轻妇女的痛经、产后病。婴儿在空调的环境下长大，也容易得哮喘病。这是李老先生近几年在南方地区发现的一个普遍现象。

还有无缘无故泻肚，吃了凉东西加上吹空调，便又吐又泻，即所谓肠胃感冒，都是寒气入里了。还有一种情况是高热不退。这个高热不退应该说是好事，因为寒气进入人体以后，人体的阳气充足，就能起来抗争，所以发热。

这种病是从外面进去的，所以要让它再透发到外面去，就好了。我们发热的时候，常常是吃西瓜、吃冰块、用抗生素，有时能把表面上的炎症消下去，降了"火"，实际上内部的寒气并没有出来，有的人便长期反复发热，甚至十多天都下不去。而且经过这样的治疗以后，又留了病根了，一旦遇到一个同样的或者类似的环境，病又发作了。这个情况很多。另外一种情况更普遍：身体虚弱的人，全身肌肉关节疼痛，而且这种疼痛带有一种抽搐的性质。这个就是中医说的"寒主收引"，寒邪具有收缩、牵引、内敛之特性，热胀冷缩。感受到寒邪以后，阳气一时抵抗不了，它就收缩，人就感到一种抽痛。

漫话

很多人的生活是这样：出了空调房进空调电梯，再进空调车，再进空调办公室——听起来有点像宇航员的生活？

为什么大家都是寒湿？

中国南方，由于阳光的眷顾，几乎只有夏天，没有春、秋、冬这些季节的冷热变化。由于气候炎热，人们都特别喜欢吃生冷的东西，常年的生活习惯就是，喝冰镇过的汽水、果汁，冲冷水澡，或者在睡觉的时候空调开得很大。

为什么南方人没有一个热证？而且大部分是属于阴证、寒证、湿证？除了之前说的空调，这些饮食起居的不良习惯是主要原因。

所以，南方人阳气的损伤比北方要大得多。

按照古人天干配五行、天干配方位的说法，**丙丁为火，指南方，也就是说，南边地方性偏火热，这是大环境**。在这个环境里，人体液会做出相应的调整与配合，阳气往外走，和外界的热相应，在阳气不断鼓动汗出的过程中，里面就空虚了，在这种情况下，肯定损伤的阳气要比北方人多。

先天部分的阳气，好像无法充电的电池，就那么多，用光了就没了。所以无论是谁，无论是做什么的，都得省着点用才行。

如果不能省着用，也可以想些实际的补救办法，比如南方人都喜欢煲汤喝，汤里往往加许多补阳的药材，这就是一种回补阳气的好办法。

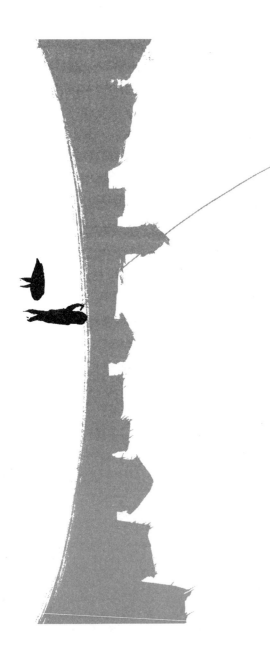

漫话

风筝在天上学鸽子，小童看风筝。
鸽子在小童跟前吃米，不看风筝。

把阳气睡回来

大城市中的人，起居节奏都不太好，很多时候都在违反老祖宗传下来的那些生活方式的原则。第一条就是睡得非常晚。尤其是年轻人，喜欢过夜生活，整个生活都要集中在晚上十二点以后，泡吧、夜宵什么的，一弄弄到天亮才睡觉。人是自然的一部分，应该和自然界保持同一步调。太阳落山以后，在十点钟以前就应该入睡。因为到了十一点，胆经就要开始造血、清除体内垃圾了。

如果这个时候不能入睡，没有充足的、深层的睡眠，那么人体的生物钟会被改变，阳气的正常升降规律也被打乱了，时间一长，身体就会出一系列的问题，最常见的就是不正常的消瘦和肥胖。

所以在李老先生看来，现在各地的人，阳虚的人十占八九，真正阴虚的百不见一。包括他看过的许多外国人，也都是阳虚。有些中医大夫开方子的时候，思维掉进了一个错误的圈子里，那就是滋阴降火，结果越降越糟，雪上加霜。

疾病非常狡猾。它表现出来的东西，不一定是它的真正面目。所以要想到深层的东西，想到背后的东西，这样才不会犯错误。

有些病人明明是一派寒象，但是问他是不是想喝热饮时，病人却说想喝冷饮，然后医生就晕了，分不清是热证还是寒证了。阴寒内盛会出现假阳证，喝了凉水进一步加重。这个东西，最难分辨，也最容易骗人。病人有假象，我们也作假，让病人熬好四逆汤放冰箱，让他觉得凉，实际上四逆汤过了中焦，就发挥热的作用。这是瞒天过海的办法。

漫话

　　大城市里，许多人的一天是从便利店到快餐店到夜店。到底谁是谁的商品，谁在被谁消费？
　　现在又开始讲究"低碳"、"乐活"。其实不用去买什么环保产品，早点睡觉，就是环保。

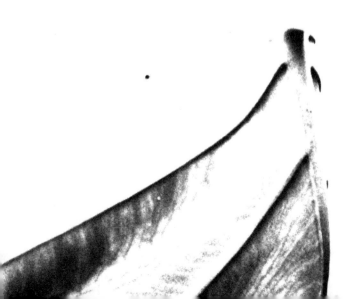

养阳的好时候

中医讲究"治未病"，但不是说去治那个没有病的人，而是在疾病还没有发生的时候就遏制它的萌芽。养生方法便起到预防作用。《黄帝内经》里面有"春夏养阳"这么个提法，这个春夏养阳的养生方法，可以把很多疾病都挡在身体的门外。这是古代几千年实践得出来的一个非常正确的结论。

因为人是自然界大气所生万物中的一种，人的身体和自然界是同步的。自然界的规律是春温夏热，秋凉冬寒，所有的动、植物都要遵循这个规律。

冬天，身体积蓄了大量能量，到来年开春，阳气慢慢升发。这个时候，冬眠的动物醒来了，一些植物开始慢慢萌芽、生长、发育，这是一个成长阶段。夏天，阳气又进一步升发。所以春天和夏天，人的生命，以及动、植物的生命，要消耗很多阳气。在这个时候，要特别强调养阳，要不断补充、保护阳气。其实不管什么时候，都不能伤害阳气。

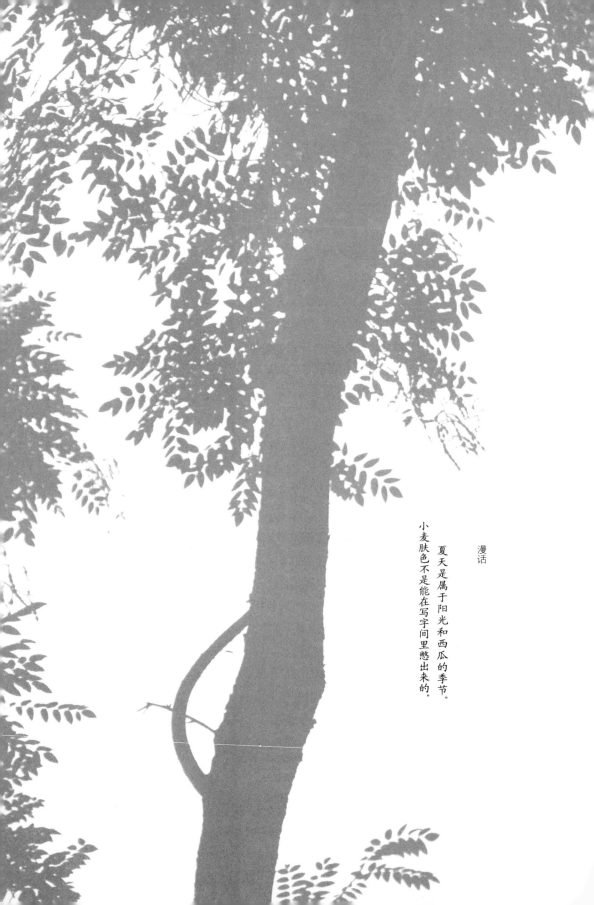

漫话

夏天是属于阳光和西瓜的季节。

小麦肤色不是能在写字间里憋出来的。

降压药是一种伤害

现在不分东方还是西方，高血压都是个普遍现象。现代医学将高血压分为两种，一种叫原发性高血压，占所有高血压病患者数量的95%；另一种是继发性高血压，也就是别的病导致的高血压，把别的病治好了，血压也就正常了。所以最要命的是原发性的高血压，遗憾的是，现代医学到现在也没有搞清楚，究竟是什么导致了这种高血压。

血压为什么高？实际上是因为人的身体内部有了阻滞，为了应付这种情况，血管需要调高压力，血液才能通过，营养才能够供养末端，这是个物理的道理。但一般的药作用不到末端，好像是大船想往小河里去，进不去。

西药降血压主要是改变血管的紧张状态，强制刺激受损器官带病工作，不断让血管扩张，利尿，如果效果不佳，继续加大服药剂量。可是这个过程本身对人体的损害往往是很大的。

如果用西医的方法终身服药，血管末端呢，又不断向大脑发出信号：我这边不够吃了，赶快给我送吃的过来！这个指令始终存在，导致大脑不停地发出要调高传送压力的指令，所以药要不停地用，大脑调高一点儿，药就往下压一点儿，这让机体末端始终处于缺血的状态。近年来，老年痴呆症病患数量逐年升高，很多都与长期服用降压药有关。

头为诸阳之会，阳气都汇合在这个地方。**高血压为什么长时间治疗不好呢？就是因为浊阴窃踞了阳气的位置了。清阳不升，浊阴不降，和过去讲所谓"肝阳上亢"什么的，不是一回事。**

中医里没有高血压这个概念，李老先生认为它属于三阴病，肝属厥阴、脾属太阴、肾属少阴，就是这三阴经的阳气过于虚弱了，它应该占的这个位置被浊阴占据了，你把浊阴给疏散了，扫除了，就行了。

漫话

在健康血管的字典中，没有停滞两字，
也没有交通堵塞这个短语。

一场病唤醒糊涂人

一般初学中医的人，都是先学一些历代遗留下来的方剂，背些"汤头歌"什么的。李老先生认为，这些个书里头，当然是有一些有效的东西，但也有一些个错误的东西，当把它们作为普遍规律接受下来以后，在临床上就要自己摸索，有很多都是碰得头破血流才悟出来，哪个方子好用，哪个方子绝对不能用，都得有这么一个过程。初学中医的人有一个通病，就是头痛医头，足痛医足，不能整体辨证，用死方子去套活的病人，"对号入座"，十有八九适得其反。

李老先生曾经治疗过这么一个肺结核病人，双肺已经空洞了。他连续发烧一个月了，每天都烧到三十八度、三十八度五，然后出一身大汗，平稳一下，第二天又是那样。山西太原的结核病院就给他下了诊断，说这个病不能治了，你们回去准备后事吧。李老先生给他看病时，用的就是朱丹溪的理论——滋阴降火，认为这种病首先是损伤肺的阴液，所以病人会不断地发热。朱丹溪认为这种病应该补"水"，把那个"火"扑灭了。病人烧到这种程度了，按照他的理论，应该添一些"水"，滋阴嘛，水火不就相对平衡了吗？古代治疗这种病用的都是这个办法，主要是滋阴降火。

当时李老先生用的方子是"青蒿鳖甲汤"，治疗所谓"骨蒸潮热"，意思是那个热是从骨头里面出来的，热哄哄的，老退不了。结果吃了这个药以后，这个人到后半夜就感觉气喘，就来不了气儿。他跟病人的弟弟比较熟，连夜过去看病人的情况，一看，坏了。这个方子肯定错了！这个病人马上就亡阳，上不来气了，有出无入。当时病人家里生活条件比较好，家里有红参，就把红参打碎，赶快煮汤一口一口喂他，初步稳定一下；然后，李老先生给他开那个"四逆汤"，先救阳；最后再用"参附龙牡救逆汤"，一下子潮热退掉了，把他救过来了。之后一直到他去世，有四个月的时间没有发热。这个在历史上是没有的，一例都没有，因为肺结核发热是最难消除的。

打那以后，李老先生就再也不用滋阴降火的这些办法了。其实这个过程就把胃气进一步的损伤，最后连保命的元气也保不住了。用这种方法治疗肺结核一个也好不了。

自从那次以后，他就认识到这种所谓的热，是一种"相火离位，土不伏火，元阳虚弱"，阳气外散的表现。如果从这个角度去敛阳气，就把阳气敛住了。所以李老先生强调说，学中医，不能光死记硬背那些古代的药方，拘泥于典籍，更重要的是根据实际情况，灵活处理。

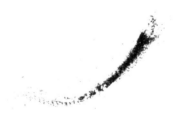

漫话

永远都不要一条道跑到黑。

与肿瘤和平共处

产生肿瘤的原因是什么？李老先生认为还是阳虚。阳气虚了以后，慢慢地，机体组织或瘀或滞，失控性分化生长，结成小块儿，然后逐渐长大，成为一个影响人生命的东西，所以李老先生治疗肿瘤的时候，找原点，还是在阳气上下工夫。首先保住病人的阳气，不要让他身上的阳气再继续被肿瘤消耗，然后想办法把这个东西慢慢缩小，使这个病人暂时和肿瘤稳定地共存一段时间，然后等到身体的阳气旺了，就可以把肿瘤打败。只要不做放疗、化疗，生命一般都可以延长好多年，但需要很长时间调理。

现在国外西医对放、化疗的问题，都开始反思了。《参考消息》上曾经写美国医学家做过一个试验，什么试验呢？给一部分六十五岁到八十岁这个年龄段正常死亡的老人做尸体解剖，解剖的结果是，这些人全部都有肿瘤，有的肿瘤竟有拳头那么大，十公分左右。

这些人在生前都没有什么感觉，一直到死都没发现自己长了肿瘤。这说明什么问题？**说明肿瘤可以和人共存，只要你不惊扰它，它也不能危害你，你越是对它采取一些措施——手术、放疗、化疗，反而使它很快就扩散。**

为什么很快就扩散？是什么道理？美国人从微观的角度，找了一下最根本的原因。研究结果就是，这几种方法刺激人体以后，病人体内生长了一种叫"异常生长因子二号"的东西。这个东西一旦抬头，肿瘤就通过淋巴系统、血液系统等各个系统向全身扩散，所以包括美国人在内的西方医学已经开始反思了，他们总结出动手术的这些癌症病人，有百分之七十其实可以不动手术，也不应该动手术。

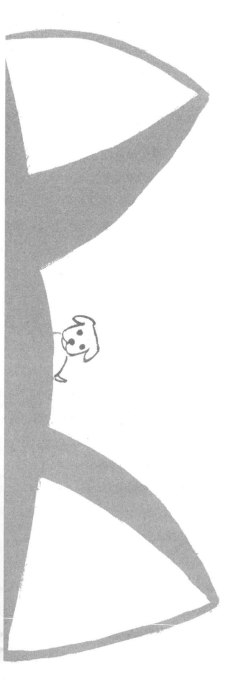

漫话

小狗追着自己的尾巴跑,猫蹲在阴影里舔毛。
它们都觉得世界很圆满。

中医不能跟西医学

李老先生认为，《伤寒论》的六经辨证和经络有绝大关系。六经实际上就是十二经的一个简化。他说："现在也有研究《伤寒论》的人，认为六经就是六个证候群，那是纯粹胡说八道的，根本不是那么回事儿。当时张仲景写《伤寒杂病论》的时候啊，他所遵从的那些个基本观点他在书里面都讲到了。所以这绝对不是现在理解的《伤寒论》，干巴巴就剩下这么几个方子了，这个方子可以治什么病。为什么能治？他闹不清楚，如果你研究《伤寒论》，离开六经，离开脏腑之间的关系，就研究不通。"

他认为，彭子益对于《伤寒论》的认识，是古往今来最高的一个，从他那个路子，就可以入门，就可以登堂入室，但是他的观点好多人不接受，因为他们做中西医结合研究的已经形成一个体系了。比如说民国时期的陆渊雷著了《伤寒杂病论今释》，陆渊雷对《伤寒论》的认识太皮毛了，言不及义，他所讲的就是怎么样与现代医学的基础理论、生理学的观点、病理学的观点套在一块儿。哪有那么容易？研究中医，可以拿西方的东西作对比，但是如果想把它们融合在一块，那完全不可能。

他认为，中西医不能结合，可以互补。中医办不到的，可以请西医帮忙，而西医解决不了的问题，中医大部分都可以解决。

中医、西医是两种体系。一个是东方医学，以中国传统哲学和文化为基础；一个是现代的机械唯物论，只能看到具体的某一点，一个细胞可以分出几百万个课题去研究，只研究微观的东西，但是微观与整体之间有什么关系他不管。西方医学现在已经认识到这个很大的弊病了，可我们还在把人家开始渐渐扔掉的东西当宝贝。

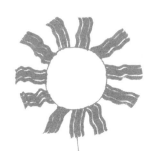

漫话

外国的太阳比中国的亮么？
这要看天气。

捍卫阳气不生病
纪念一代大医李可

夏天能不能吃人参？

大家都知道人参是个好东西，怎么讲？因为它能补气。人参性温，既能补脾肺之气，又能大补元气。所以，人参是一种阳气非常盛的植物。

2007 年，山东栖霞一个农民挖出了一棵据说有千年的大山参，重达 2.8 千克。挖出它的农民说，自己只吃了点这山参的皮，结果四天没睡觉依然很精神。人参为什么有这么盛的阳气，而且对人也有这么大的作用呢？根据中医"以形补形"的说法，这人参长得就像人，不仅长得像，而且有雌株的地方，附近一定也有雄株。好像是一对恩爱的夫妻。所以，也难怪它和人先天具有如此亲和的关系，所蕴含的阳气，可以那么自然地传递给人体。

有人认为，夏天吃人参不好，会上火。这其实和很多人对上火的认识一样，是一种误区。夏天的时候，人会大量出汗，出汗本身会损耗体内阳气，而且很多人在夏天睡眠减少，没有食欲，很容易感到疲劳。适量用些人参，可以补充元阳、提振精神。所以并不是说人参不适合在夏天吃，要看时机，看个人的身体状况。

漫话

谁说人是孤独的？从植物到动物，我们的亲戚到处都是。很多时候不是不能和它们交流，而是人自觉高贵，不屑于。

每个人都是一条河

天地间的能量，需要云雨雾雪、河流海洋，各得其所，才能产生正常的运转循环。同样，体内阳气要正常运转，也需要有一个正常的环境。什么环境呢？体内水环境。

人的身体里，百分之七十都是水。可以说，人的皮肤下面，就是一个水的世界。这些水都在哪儿呢？有的人可能会觉得，主要应该是在肠胃里，在膀胱里，在血液里。说得对，但不全对。为什么？因为主要的水，大概三分之二，其实都被含在各种细胞的细胞质里面。

细胞质好像是一个小池塘，各种具有不同功能的细胞器，好像是池塘里的青蛙、小鱼、水草等等。它们都生活在水里，互相依赖、互相配合，共同构成了一个极微小的体内"生态圈"。大多数的代谢过程，包括糖的分解、氨基酸的合成，都是在这里完成的。可以说，正是无数个这样的"小池塘"，承担起了向我们人体供应能量和营养物质的重任。

这些小池塘里的水，还负责一项极为重要的工作，就是像汽车里的水冷系统一样，给细胞"降温排毒"。因为这些细胞在工作时，会产生很多多余的热量，这些废热必须要尽快排出体外，否则就会影响细胞的正常工作。而水无疑是最佳的"冷却剂"。那些在细胞里变热的水，会通过出汗、排尿等方式排出体外。不仅如此，细胞代谢产生的各种废物和毒素，也要用流进流出的水来洗干净。好像是细胞在经过了剧烈运动后，需要痛痛快快地洗个澡似的。

漫话

初学游泳，首先要克服对水的恐惧。其实你就是水，水就是你，有啥好怕的？你一紧张，它也紧张。

水环境决定健康

身体里的水，正常来说，都是活水，有进有出，好像是一条生机盎然的小河，在一刻不停地流动。所谓"流水不腐"，如果这条河停了，不管是上游不来水，还是下游的水流不出去，形成"堰塞湖"，都会给健康带来很严重的影响。

所以，一个人的健康，关键在于阳气是否正常，而阳气是否正常运行，体内水环境的状况是一个关键因素。如果不正常，比如喝得多，尿得少，也不爱出汗，那么很多多余的水滞留在体内，不能很好地把多余的热量和废物排出去，时间一长，这些水就变成了藏污纳垢的脏水，细胞不能正常工作，各种疾病不请自来。

中医讲，六淫中的湿，属阴邪，会阻滞阳气的正常运转。如果居住环境潮湿，容易外感湿邪；如果喝酒太多，或者吃了很多生冷食物，影响了脾胃，那么又容易内感湿邪，也就是体内的水不能正常运化出去，废物和毒素积存在体内，影响脏腑内的气机运行，出现胸闷、小便不畅、缺少食欲等症状。

所以说，人体内部水环境，是保证阳气正常运行的"基础设施"之一。要想保证阳气运行正常，一个好的水环境是必不可少的。无论对于人，还是对于自然环境，都是如此。

看似再正常不过的喝水、尿尿和出汗，都是关系到阳气运行的重要程序！

漫话

诗人水塘边，一边散步，一边嘟囔。

踩进芦苇荡，湿了皮鞋，跺脚骂娘。

绿色小青蛙，扑通一响，跳进水塘。

古人用钱称药

上个世纪 80 年代，我们国家考古发现了一些文物，其中就有东汉的度量衡器，叫"权"。"权"与《伤寒论》产生于同一个时代，是那个时代的度量标准，有度量液体的单位，也有称中药的单位——一斤是多少，一两是多少，都有明确的标准。还有好多钱币，相当于现代的药匙，比如把中药碾成末以后，病人要买一钱药，一钱是多少呢？就量那么一钱币，倒在买药的人手里边。

上海有位教授，他根据这个东西做了具体的研究，研究出一种新的计算方法，汉代的一两，就是《伤寒论》上写的一两，我们首先把它折算成 10 钱，1 钱为 3 克，也就是说一两为 30 克，如果少于这个量，就不能治大病。

发现这个奥秘后，李老先生开始查找历史上为什么发生断层，为什么《伤寒论》的方子有时候也治不了病了。查来查去，他发现，从李时珍开始，大方子都变成现在的小方子了，几钱几分的用。虽然也可以治好些个病，但治不了大病，在治疗急危重症方面起不了多少作用。

中医业内的很多人，因为受了西医药理研究的影响，认为附子有大毒。虽然《神农本草经》也这么记载，但是**中药的毒性都是相对的，比如说病人得的是热证，那么，大黄、石膏对他来说就是仙丹；如果得的是严重的寒证，那么附子、半夏这些才是良药。所以关键还是要辨证准确。**

漫话

中国人是讲究"度"的民族。

有时，多一分则死，少一分则生。

关于"度"的知识本身变成了一种艺术。

伤寒的刀剑

前面说了，所谓的古中医学，应该是汉唐以前的中医学。汉唐以后出现了金元四大家，这个时候中医就开始走向偏颇了。到了李时珍那个年代，人们连药方的剂量都搞错了。

李时珍写《本草纲目》的时候，搜集了很多民间的验方，但是他那个方子有个什么特点？上面都没有剂量，拿不准该放多少，他那个年代的度量跟汉代的又有很大区别，好多的剂量都很大。究竟在临床实践当中会出现什么问题，他也拿不准，那怎么办？就"古之一两，今用一钱可矣"。就是**古代要用一两的药物，现代把它用到一钱就可以了，其实只有十分之一的量**。

这样的话，《伤寒论》也"缴械"了。《伤寒论》本来是很厉害的，像是一位勇猛的将军一样。张仲景当时就明确了利用附子的毒性：阳气衰亡时，附子毒性就是救命仙丹。生附子一枚破八片，有毒，破开后煮的效果要大得多。近代光看到毒性，没有往更深层次去思考，力量肯定就弱了。

有一次，一位老太太，病得很厉害，医院下了病危通知，让家人抬回去准备后事。她儿子和李老先生是朋友，就找他去看。他到那一看，发现老太太四肢冰冷，脉搏非常微弱，血压测不到。当时开了方子，用了一两半的附子，总共开了三剂药。嘱咐说把药煮了给老太太吃，如果吃了药后体温上来了，就有效，你就再来找我。结果第二天他就来找到李老，说我妈情况很好，不但能够坐起来，还吃了很多东西，还张罗要下地帮儿媳妇做点家务活。李老说："不对啊，我昨天给你开了三剂药，怎么一天就吃完了？"他也摸不着头脑了，就回去跟他媳妇说。原来他媳妇一着急，三副药给熬在一块了。一副一两半，三副就是一百多克，水又加少了，药熬的就剩下一点儿。他们就给老太太过一会儿喂一匙，喂了四十多分钟，药吃完了，老太太眼睛睁开了，第二天就能下炕了。

这说明什么？说明药量是个关键问题。剂量就是《伤寒论》将军的刀剑。如果这个将军现在没有刀也没有剑，那再厉害的理论也没用了。

漫话

煮的米不够，就吃不饱。
很多时候，我们需要的不是胆识，而是常识。

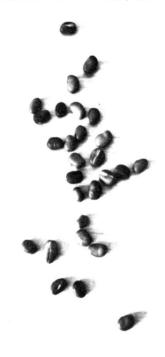

救救中医!

中医现在在国外非常火,那是一种真正的反思后的热情。比如日本、韩国、美国,他们对中医的研究比咱们要认真。

日本醒悟得早,否则日本在明治维新的时候就把中医取缔了,哪里还有现在的汉方?中国在解放初期的时候,也认为中医是封建医学,中医不科学,中医如果要存在那就必须西方科学化、现代化。这其实是一种很巧妙的消灭中医的方法。

民间还有坚持"原版"中医的人,但是从正规大学里面系统培养出来的一代人,却让老中医人不敢期待。因为现在完全是按照西方的模式来办中医学校,理论和临床都分开。讲课的就是教授,不管实际怎样,讲理论就行了,而临床又是另外一套。西医是可以这样教育的,但是中医用这个方法绝对失败!

目前国人对中医仍然有很多误解,另外庸医、假医当道,更让国人对中医没有安全感,给中国人对中医的理解和认识带来了很大的误区。

李老先生认为:"现在大家对中医的认识被割裂了,这是体制方面**的最大弊病,就是全盘西化——外国人怎么做了我们也怎么做,可是外国人做的那是西医的东西啊,你把它框在中医身上那完全不适用啊!我们五千年的中华文明不能盲目去向短短几百年的西方国家靠拢。如果是真理,那我们当然可以靠拢,但它完全是另一套东西,我们还非要框到那个框子里,去研究中医,实际上这个路子的最后结果就是消灭中医,只能是这么一个结果。"**

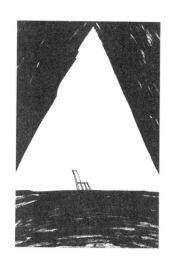

　　有一个德国的汉学家，先后来中国三次，这个人有个昵称，叫满先生。这个满先生去年回国之前啊，讲了一句话，他说："中医是被你们自己消灭的。"这还不能引起我们反思吗？

　　那么中医复兴的路在什么地方？不是现代，而是两千年前的古代，不是西方，而是东方。中医本身是中华文化智慧的结晶，必须走《易经》与《黄帝内经》结合的路，而绝对不是中西医结合的路。《伤寒杂病论》，医圣张仲景创立六经辨证一整套的理法方药，统病于六经之内而囊括百法，才是攻克世界医学难题的一把金钥匙。中医的哲理、思想和方法，更是解决现代人诸多身心灵问题的一条光明大道。

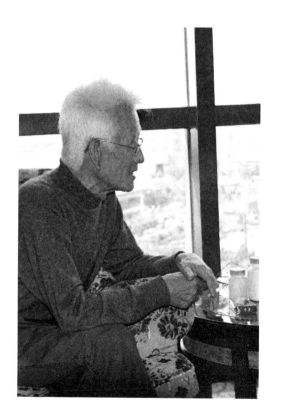

回忆·重温李可经验语录

共同的回忆

李可老中医是中医的脊梁。

振兴中医须要有万千个像李可院长那样能用中医药治疗急危重症、疑难病症的人才。

李可的去世，中医界痛失了一位大将。

从李可老的身上，看到了中医药流派的重要性，要对中医学术流派进行研究。未来会是中医腾飞的年代，是中医大发展的时代，让我们共同努力，化悲痛为力量，推动中医药事业大发展。

—— 国医大师 邓铁涛

惊悉李可先生因病仙逝，噩耗传来，十分悲恸！

李可先生，逆境研医，造诣精深，使用重剂，救治危重急症，活人无算，德艺双馨，一代宗师也！今驾鹤辞世，哲人其萎，杏林失色，乃中医界之巨大损失，令人黯然神伤。谨致以沉痛哀悼，对其家属致以亲切慰问，节哀保重！

——朱良春率子女敬挽

2013 年 2 月 17 日

我一直有一个梦想，就是有一天，真的能够跟黄剑去拍中医……

我要拍的人第一个就是李可老先生，李老的身体也不太好。我真正坚定学中医的决心，其实就是李老。当年家里有一个家属，吊瓶吊了30多天，我看李老开了一个方子，2点钟吃下去，4点钟站起来就好了。后来我的一个同学，得了红斑狼疮，也是李老开了一个方子，最后是完全康复，而且把小孩生出来了。我以前其实对中医没有什么信心，但是李老让我对中医有了信心。

我记得，在北京开车送李老的时候，李老跟我说了一句话，当时不是很直白的方式，李老就跟我讲：你要去看经典，中医在汉唐以后就越走越偏了。

还有他不断强调：作为医生你不要怕！

我说不要怕什么？

他说你知道这样大的量开附子，是有危险的，你要为此承担责任的，但是你要为他治这个病，你就不能担心自己要担这个责任。

所以，在这些老先生身上，我看到一种真正的无畏和担当。现在李老年岁也高了，我很希望抓紧时间跟黄剑去拍摄李老这样的中医人，记录下来，50年、100年后，给未来的中国人，可能完全忘记这些东西的时候，能够知道，当年那个时代，还有这样一群伟大的人。

—— 中国文化传播者、李可弟子 梁冬

不管是开名车来的，坐飞机来的，还是只送一盒茶叶，送一箱方便面来的病人，他都尽心治疗。

巨星殒落，天地同悲！

农历壬辰年腊月二十七午时刚过，阴寒淫极，阳气衰落，长天上一颗巨星殒落了，师傅选择了这个时候离我们远去。

您走了，您去的太匆匆！弟子们还没能再看一眼您慈祥的容颜！还渴盼着再聆听一句您深情的嘱托！

泰岳崩摧，江河呜咽！

家族少了一位慈爱的亲人！

弟子们少了一位恩师！

中国少了一位明医！

您走了！您远去后所留下的空白，还无人能够弥补！

您走了！眼未阖上，在看着弟子们能否肩起大梁！

您走了！心未放下，因为仲景还站在审判台上！

您走了！您是肉体的真身！您是光明的使者！您是中医的精魂！

您走了！您的破格四逆、破格理中仍可以比仲仲景而千古！

您走了！您的破格救心、青龙救肺、奔豚镇肝、培元固本仍旧可以活人！

李可未古！

精魂永驻！

—— 李可弟子　雒晓东

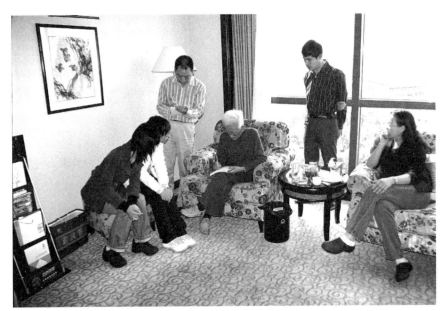

跟师李可抄方的学生，恭恭敬敬将老师的诊疗思路、方剂和教诲一一记下。

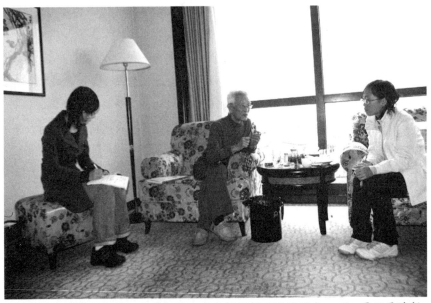

后学向李老请教如何得入中医之门，李老提纲契领说了两点："一是还要读彭子益的书，那个是中医最基本的东西。二个关于脉象这个东西啊，主要是要做到能看出来病势、走向，你掌握了浮、沉、迟、数四个脉就可以了。"

我读李老的书看到的是一个赤子的情怀，士大夫的境界。令人感动。大医赤诚。此世风不适从政，却是出大医的时代。我信之。

——yogake

想起李老那时候给外婆治病，真的是零距离。那时候病情只要有变化，李老就算那么大年纪了就算天寒地冻还是大半夜起来继续思考换药，一个晚上换了五六次药。

——Kingsely

几位名医均为菩萨心肠，为治病不分日夜，古人有云：吹毛用了急须磨。可怜入世菩萨甘苦自知。

——虚室白白吉祥止止

惊闻扶阳派的大家李可老先生驾鹤西去，名老中医又少一人。

他是真正医德高尚、医术精湛的医代宗师。

他是中医在现代背景之下的转折性人物，是纠正中医方向，把中医导向正途，挽救中医的关键人物。

壮哉李可老师！

——周新刀

创破格救心汤救人无数，作培元固本散固正有功。李可老中医永垂不朽！南无阿弥陀佛！

——三七生

惊闻李老昨日中午 1 点仙逝，甚衰甚痛，其一生以医济世、救人无数；著书立说、倾囊而授；指导后学，毫无保留！其以一乡野之夫而挑兴盛中医之责，拨乱反正，正义凛然。虽乃乡医而不愧为当代大医。李老西去，中医大殇，举世之哀！祝愿李老一路走好、往生极乐、乘愿再来、救度苍生！

悲叹：一人之后，不见来者！

——doctorliumang

沉痛悼念李可老先生！记得家母 2005 年的时候，半夜时分突发无名呕吐，之后每隔 10 天发作一次，连协和医院都无从措手。惶急之中翻看《李可老中医急危重症疑难病经验专辑》，见老先生治疗一女性癌症患者，入手方是补中益气与四君子汤的合方化裁，我师其意，为我母开具一方，几付药即平复如初。至此我心中一直感念老先生。偶尔看到网上攻讦老先生的文字，我都为这样一位有修有证的大师不值。惊闻老先生千古，不觉悲从中来。惟愿老先生医术长存，泽及后世。南无阿弥陀佛！南无大愿地藏王菩萨！

——lyicq

一位自学成才、实践第一的当代著名中医，一位可敬、可佩的老者。后辈努力！

——静夜闲轩

　　真的不敢相信这是真的？！是吗？是吗？是吗？如果是真的！呜呼哀哉！沉痛之心，无以言表！特别致以沉痛的哀悼！泪水流作倾盆雨！这是中国人民的重大损失！这也是世界人民的重大损失！这更是中医界的重大损失！李可老中医音容笑貌宛历历在目！《李可老中医急危重症疑难病经验专辑》永世长存！李可老中医精神永世长存！李可老中医大师永垂不朽！哀痛之余！唯有思念怀念纪念！继承李可老中医的遗愿！继承李可中医大师的遗志！努力学习中医！努力弘扬中医！是对大师最好的纪念和怀念！李可中医大师您老安息吧！您老毕生未竟之事业，我辈将继承下去！传承下去！火炬永远光明！

——laohusheng

　　深痛悼念李可老中医，当年步入中医之门就是从李老大力推荐《圆运动的古中医学》开始的，亦从李老的《李可老中医急危重症疑难病经验专辑》中学到了很多东西，受益匪浅，如今老人家仙逝，真是万分悲恸，祝福老人家，一路走好！

——damaoyuyu

李老一路走好！你是真正的中医，中医人士永远记住你！在这中医日渐没落的时代，中医复兴有你莫大的功劳！

——hply

安时而处顺，薪尽而火传！走好！！！

——qingbanxia

先生一路走好，来生不要再做医生，太累了~

——华夏小草

好中医累啊，救那么多危重病人，生命之火耗尽，想起来就痛心。

——想一想

有的人活着但已经死去，有的人死去但仍然活着。尊敬的李老与世长存！

希望这是假消息！

——马里奥

所谓殚精竭虑，一代大医走好。

——王春萌

我们的国宝就这样一个个走了，李老，走好！

——语晏

当今世末法时代，群魔乱舞，中医渐成凋零，我辈已为苟且之徒。老先生音容依存，无奈一人而已，身后何人？呜呼哀哉。

但愿老先生往生极乐、乘愿再来、救度苍生！

—— 潘宗奇医生

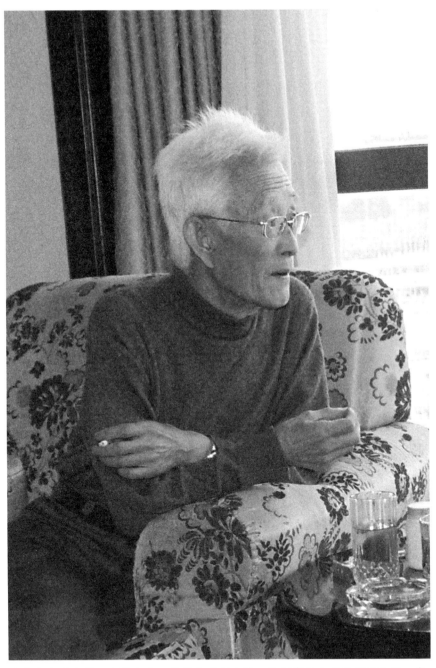

难忘李老的诚挚。在聊天中，他偶尔听不太清，这时每见他眉毛微微上挑，金边眼镜后面一双炯炯有神的小眼睛疑惑地看着我们，孩童一般认真，额头上叠起了深深浅浅的皱纹。近一寸长的银发根根竖立，两只令人无法忽视的大耳朵神气地矗立着。

重温60条：李可老中医经验语录

1.

中医有一句话俗语叫：气为血之帅。气和血的关系是什么？他们绝对不是半斤八两，气血平衡，这个血能不能够在血管里面运行畅通、流动、运转，把营养输送到五脏的各个部位，就靠气在推动它，领导它。假如没有气的领导，气弱了就会出血。

2.

当然这是比较清醒的例子，如果出现大出血，有生命危险了，古人有一个对付的方法 "已亡之血难以骤生，未亡之气所当急固"，就是说要赶快恢复阳气的统帅作用，很快就完全止血了，病人就救活了。阴和阳的关系就是气和血的关系。

3.

牙龈出血怎么治？就是给他补气，比如用当归补血汤，只有两样药：黄芪与当归，当归是黄芪的一半。

4.

有一个女大学生，月经期间，她冲了一个冷水澡，吃了一大包冰块，气候特别热，晚上睡觉时候空调开的很大，结果从第二天开始，他就闭经了，月经没有了，停止了。而且肚子很痛，吃很多的止痛药都解决不了这个问题。正好我来广州，她找我来看这个病，我就跟她说，用温经散寒的方法，她很快就好了。

5.

有一位同志问，胆总管结石怎么治疗？这个东西没有现成的办法，这个要看病人本身是偏阴虚还是偏阳虚，是气虚还是其他方面的问题。你要掌约治一下，这个药叫大叶金钱草，每天用 120 克，熬成水喝就可以了；另外用鱼脑石，每天 6 克左右，碾成粉。如果这个病人非常的虚弱，一幅药之内能不能软化，那无疑肯定是阳虚，就把这个偏方加到四逆汤里面去用。

6.

人身上的湿气很重，一到夏天发一些很痒的小包。这个东西湿气很重，一到夏天总是要发一些很痒的小包。到夏天的时候阳气就发，再一个阳气外发的过程，体内积存的那些垃圾，由内向外发这是一个好事，你不要管它，如果你要想治就吃"桂附理中丸"。这是一个问题。再有一个问题就是夏天能不能用西洋参来代替洋参，完全不能。你在任何时候不要吃西洋参，有害无益。

7.

现在治肝炎，开始用清热解毒的方法，一段时间后，各项指标都达到正常，过后又会反弹。因为寒凉伤了病人阳气，将来康复起来更困难。什么是清热解毒？有热毒你才清解。中医课一开始就强调"天人合一"、"辨证论治"的观点。医生要辨证，阴病用阳药，就算不好，也没有大错。

8.

我治 100 多例抑郁症，基本就是四逆汤，逐日加附子量，到一定程度，出一身臭汗，就有说有笑了，这个很奇怪，而且得病的大部分是大学生，家庭比较困难，环境压力比较大。我还计划用这个方子，试用于运动神经元疾病（这是个顽症，这个东西不但外国人治不了，我们也治不了），这个方子加等量制马钱子粉，看看会不会对这个病起到一定的效果。

9.

人的头部啊，是阳气汇聚的地方，所以过去《内经》讲：头为诸阳之汇。阳气就汇合在这个地方。这个高血压，为什么长时间治疗不好呢，就是因为浊阴啊，（它）窃踞了这个阳气的位置了。清阳不升，浊阴不降，和过去讲所谓"肝阳上亢"什么的，不是一回事。

10.

血压为什么高？实际上就是机体有阻滞。机体是非常奥妙的，因为有阻滞，需要高的压力，才能够供养末端，这是个物理的道理。一般的药到不了末端。如果用西医的方法终身的服药，末端呢，又不断向机体发放指令，我这边不够吃了，赶快给我送吃的，这个指令始终存在，所以药要不停地用，你高一点儿我就给你压下来，使机体末端始终处于缺血的状态。用了麻桂以后，出了一身的汗，这个病就好了。

11.

我们有好几千年就处在没有空调的状态下，生活的非常好。自从有空调出现以后，阴寒之气，它频频进入体内。比如今天我马上从这里出去了，外边是一团火，然后进入有空调的环境，马上就发冷，感觉穿一件衣服都不够用。就这样反复的把寒气一层一层的压在体内，这样的话就造成很多病。

12.

再一个就是南方人的生活习惯问题。因为在南方的话几乎就只有夏天，没有什么春、秋、冬啊。由于空气热，特别喜欢吃生冷的东西，他们常年的生活习惯就是喝冷饮，喝冰镇过的汽水、果汁，冲冷水澡。或者在睡觉的时候空调开的很大，睡着以后就受病了。

为什么南方人没有一个热证？而且大部分是属于阴证、寒证、湿证？这些是主要原因。

13.

大城市中的人，起居节奏不太好，有些违反了我们民族古代传下来的养生的要领、原则和方法。就是睡的非常晚。像什么过夜生活啊，整个生活都要集中在晚上十二点以后，一弄弄到天亮才睡觉。人和自然界是同一步调，当太阳落山以后，在 10 点钟以前就应该入睡，阴阳颠倒，人的生活就不能和大自然同步了啊！那个时间正是人们胆经开始造血、清除体内垃圾的这么一个时间。

14.

一个是错误的生活理念，错误的生活习惯；另一个就是南方搞中医的人啊，误以为他们处在南方，处在最热的地方，就应该补充一些凉的东西，其实是进一步伤害了阳气。现在的疾病总体情况都是这样，包括外国。我也看了好多外国人，都是这样。

所以我说这个阳虚的人十占八九，真正阴虚的百不见一。有些中医开方子的时候，思维也掉进了一个错误的圈子里，那就是滋阴降火，结果越降越糟，雪上加霜。而我所见的这些病没有一例不需要扶阳的。

15.

阳气是先天肾气，后天脾胃之气结合在一起的混元一气！很难分清哪个是中气哪个是先气。肾气又称元阳，命门真火，生命的根基和原动力。阳气损伤的后果非常严重。一个就是健康人，他还没有感觉到自己有病，但是他脸色一般是一种苍白灰暗的，不是非常红润。我们在各个机关、团体，特别是在饭店，看到的工作人员，长期在那种环境下生活，很多小青年儿，他的那个脸色非常不好看，但是并没有发病。

16.

其实中医本来就有一整套的急救的方法。你说《伤寒论》是怎么来的，那就是在大型瘟疫当中总结的成功经验，什么情况下，用什么方法……这些都讲得非常清楚，但为啥后来中医能掌握这些方法的人很少了？就是从鸦片战争以后，西方帝国主义看中了这个大市场，要让这个他们的医药来占领这个市场。这是个大买卖，发大财的事儿啊。我说在这种境况下，中医的生命力就逐渐被消磨，最后……

17.

最好的中医教材是啥？绝不是统编的这套东西，而是有个北京光明中医函授大学，他们的教材都是吕炳奎主编的，那是最正宗的。那些个教材把中医的基本体系都贯穿下来了。

18.

中医绝对不会从什么动物实验中得出什么高招来，那完全是徒劳，完全没有用！活着的人，不但是和那些个小动物不同，而且一百个人有一百种模式。绝对不可能像西医的那种，研究一种药，大家都能吃，中医没有这个。

19.

所谓的古中医学其实都是汉朝以前的中医学。汉唐以后由于好些人误解里面的主要观点，所以中医就走向了歧路。近现代的、西化以后的中医，都有好多错误的看法。

20.

古人有个形象的比喻，脾胃如釜，就是把脾胃比作是灶台上的锅，肾气为釜底之火，肾气就是肾阳，就是锅下的火，锅里面有各种各样的食物和水，火力不够，这个水和食物怎么样才能熟得了？所以到最关键的时候，要照顾锅底之火。保护少阴经的那个元阳，元气不要走散。

21.

那么中医复兴的路在什么地方？我说不是现代，而是2000年前的古代，不是西方，而是东方，中医的生命的灵魂是中华文化智慧的结晶，走易经与内经结合（而绝对不是中西医结合）。是伤寒杂病论，医圣张仲景创立六经辨证一整套的理法方药，统病于六经之内而囊括百法，是攻克世界医学难题的一把金钥匙！

22.

2004年在南宁的时候，刘力红带着好多研究生，都是每天起来，单纯尝附子。看看到底人体对附子的耐受有多大，究竟有什么反应，看看会不会像现在科学成分讲的附子有没有那么大的毒性。其中有很多同志在每天早上尝附子的过程中，就治了他好多病！我们这代人用附子都有亲身经历，我们的弟子都是首先自己去尝药。

23.

过去认为中医的治疗手段是"一针，二灸，三服药"，因为针灸那个东西，几乎不需要花钱，就能解决好多问题，高明的针灸大夫啊，他可以通治百病，只要他判断准确，扎上几支针，把上下、表里调一调，这个病就好了。而且针灸也是急救方面的重要手段，在这方面针灸比那些现代医学的治疗手段快得多。一旦你稳住，先让这个人有命，然后再服药，就能把他救回来。

24.

孙思邈自己中风以后啊，完全不能动，他就口述一个方子，让徒弟帮他磨成粉，做成"煮散"，什么叫煮散？就是一副中药，打成粉，分成若干个包，一天几包，放到水里边煮开了，然后连汤带药喝下去，那个叫"煮散"。这个比汤剂稍微慢一点，但是比那个丸剂又快。孙思邈一天吃四服，吃了十天十夜，第十一天的时候他自己起床了，这证明"大小续命汤"在治疗中风范围这个病，那绝对是久经考验的。

25.

他们用镇肝熄风的办法，没有治愈一例中风病人（笑），一个都没有。急性的他们也救不过来。你像我们主张治疗这个急性中风，昏迷不醒就是用生南星、生半夏、生附子……一大堆的剧毒药，现代医学研究认为可以毒死一百头牛的这种东西啊，喝进去就好了。（笑）

26.

因为现在的药理学啊，主要就是西医的药理学，一味药要想使用，先得把这个药里面含有哪些化学成分，这个化学成分经过研究主要针对哪些病，要搞清楚了，才能把它拿来用。中医现在用药也要考虑这个啊，你不考虑不行啊，药典就是法典，一旦超过药典的规定剂量了，那不是犯法吗？所以中医问题需要改动的太多了，那几乎就是一场革命！

27.

如果中国不很快成立一个能自主的中医部，大刀阔斧重新收拾中医这个烂摊子，那中医就没的救了，只能是一天不如一天。

28.

我们古代的中医，为什么妙手回春？起死回生？为什么古代中医大病小病都看，而且最擅长治疗急症？这是由于历史上原因发生断层，没有传承下来，我是很偶然机会误打误撞碰出来的，经过实践，证明这些方法稳妥可靠。而且2005年以后凡是大剂量长期服用附子的病人，我让他们每个月做生化检查，看看又没有肝肾损害。检查结果全部没有，而且长期的血尿，尿蛋白，经过长期温阳，这些东西都没有了。

29.

整个对中医的认识是被割裂了，这是体制方面的最大弊病，就是全盘西化——外国人怎么做了我们也怎么做，可是外国人做那是西医的东西啊，你把它框在中医身上那完全不适用啊！我们五千年的中华文明去向短短几百年的西方国家靠拢。如果他是真理，那当然我们可以靠拢，他完全是右的东西，我们还非要框到他们的框子里，去研究我们的中医，实际上这个路子的最后结果就是消灭中医，只能是这么一个结果。

30.

民间可能还有坚持中医的人，就是从这个正规大学里面，系统培养出来的一代人，不敢期待喽。

因为现在完全是按照西方的模式来办中医学校啊，理论和临床都分开——讲课的就是教授，哇啦哇啦，讲就行了，你给他个病人他也不会看；临床呢，又是另外一套。

西医是这样教育的，但是中医用这个方法那绝对失败！

31.

我觉得现在我们国家不管南方、北方，六十岁以上的老年人，都可以用"四逆汤"作为保健的东西，《伤寒论》里面，最能够对阳气提供帮助的就是"四逆汤"，少量的长期服用，这样可以消除你长期积累的"六淫外邪"，以及内生的一些个寒邪；可以调整你的元阳，使其不受损伤；可以延年益寿。而且这个方子花不了几个钱。

32.

尤其像一些阳虚引起的症状性高血压，都可以吃"金匮肾气"丸，有一段时间就过来了。

有那么一个阶段，是邪正相争，你不要老查血压，要问她有什么感觉。很多现在认为的不治之症啊，其实都可以治好，像高血压这一类，以及糖尿病和糖尿病引发的肾病、冠心病，其实一回事。

33.

就是因为阳气不够啊，阳气应该周流全身啊，通过阳气的升降，来调节人体，使人的整体不受侵犯。这就是"正气存内，邪不可干"。所谓的正气啊，就是浑元之气啊，就是脾气和肾气加起来那个元阳，你把阳气保护好就啥病也没有了。

34.

现在把脉一般都是个样儿，看上去是看脉呢，其实脑袋不知道想啥呢。然后他问你，你怎么回事，你说了半天，他把那个脉早忘记了是啥脉了。所以判断脉的时候啊，要读那个彭子益脉法，很有特殊启发作用。他那个方法特殊，病人坐在对面，两个手平放，这六部脉，心、肝、肾、肺、脾、命门，哪一路脉独特，就是那个地方有病。

35.

有一个将军去找梁秀清看病，其实也不是看病，本来是计划砸他那个牌子。这个将军进去以后，这个梁秀清一般不许病人讲话，他就看脉，看了半天以后啊，他说你这个背部太阳经第几个穴位那个部位啊，有一个异常的东西，不是你本来应该有的，这个将军就惊呆了，说我那是个弹片，正好在那个肺和心的中间。

36.

人体的脉象啊，一天二十四小时有一个循行的路线，循行到哪一个部位不通的时候，他那个脉象就会出现很突然的变化，他就能抓住那个东西，就给你断定了，告诉你，你哪个地方有病。

这个方法失传了，没有人能知道。

37.

阴寒内盛会出现假阳证，但喝了凉水进一步加重。

这个东西，最难分辨，也最容易骗人。

病人有假象，我们也作假，让病人熬好四逆汤放冰箱，让他觉得凉，实际上四逆汤过了中焦，就发挥热的作用，就是瞒天过海。

38.

有好多病人啊，大概有一百例以上，就是每到晚上睡觉的时候，他们的脚必须放在冰上才能睡着。这种情况好像是热的很厉害，其实是虚阳外热。这个就用四逆汤，把阳气回到下焦，用两三副药就好了，好得非常快。

39.

不管你的表里内外，四肢关节，五官九窍，五脏六腑，不管哪一个地方，只要阳气不到位那就是病。

40.

阴的东西，都是在阳的统率下，绝对不是半斤八两，平起平坐，阴阳平和。这个阴阳平和是指这个阳气主导下的阴阳平和。

41.

没有阳气就没有生命。

从养生治病的经历来看：阳萎则病，阳衰则危，阳亡则死；所以救阳，护阳，温阳，养阳，通阳，一刻不可忘；治病用药切切不可伤阳。

所以古人云：万病不治求之于肾。求之于肾就是救阳气。

42.

越是重症，中医抢救的速度、抢救的效果越好，在这个领域肯定强过现代医学。就像打仗一样啊，因为他的矛盾集中啊。反而那种半死不活，说好不好，说坏不坏的情况费的时间很长。

43.

肿瘤这个东西最早产生的是阳虚，阳气虚了以后，慢慢就结成小块儿，然后逐渐长大，成为一个影响人生命的东西，所以我治疗肿瘤的时候，找原点，还是在阳气上下工夫。首先保住这个病人的阳气，不要让他继续再消耗，然后想办法把这个东西慢慢缩小，使这个病人暂时和肿瘤共存，然后等到它那个阳气旺了，就可以攻下，把这个肿瘤打败。

44.

县级医院里的这些急性心衰的、呼吸衰竭的，或者各种原因引起的重症休克、垂死的这种病人一般都是中医插手，西医主动就邀请中医来协作他们解决这些问题，最后他们就发现，中医用的这些方法不但是见效快，而且救过来以后很稳定，花的钱连他们的十分之一都不到，有时候就百分之五六。

45.

有一个病人，是个高大的农民，没钱，吃饭都够呛，得了心肌炎也没有钱治，心脏巨大，压迫了整个胸腔。住进我弟子开的医院，病人嘴唇黑，脸上有雾气，脉搏快，喘，根本不能动。住进来以后，200克附子加麝香，隔一个小时加200克，加到750克附子，4天后醒了。医药费一千多元，我告诉弟子免了他的药费，如果他有钱长期吃培元固本，是可以带病延年的。

46.

我学中医是自学，特殊机缘走上这条路，根底浅。我23岁自学中医，6年以后记了些方，那个时候没有鉴别能力啊，囫囵吞枣先咽下去再说。治病的时候也只会对号入座，有时效果不好也闹不清什么回事。请教老中医，他们告诉我，中医的出路在《伤寒论》，于是我就开始自学《伤寒论》。

不过呢，那个时候对我影响最大的是天津的左季云老人。我在基层第一线从事中医工作52年，青年时代，通过读左季云《伤寒论类方汇参》，从中得以见到一些他所引用的清末火神派始祖郑钦安的一些观点，以及一些思路精华，血液元阳为生命之本的观点。他那个著作里头啊，关于"四逆汤"的论述非常好。所以我当时就接受了他的一些重要观点。他这个书啊，就是用方类证的方法，研究《伤寒论》的一部著作。这在古代研究《伤寒论》的学派里边也是很大的一派。

47.

彭子益的著作就有这么个好处，你可以用他的那个观点，来考察历史上这些流派，和这些流派的主要论点，他们使用的一些方法，可以进行很明确的鉴别。

他的功劳就在这。他把中医的精髓继承下来了，而且保存下来，以供我们以后每一代人都沿着他这个路子发掘，发展。这样中医才有希望。

48.

彭子益的基本观点就是所有病都是本气致病。

什么叫本气啊？本气就是元气，就是我刚才说过的混元之气。就是人在生下来以后，脾和胃中间升降所产生的中气，中气为后天之本，是生命的支柱，12经（也就是五脏六腑）的经气好像轮子，中气的升降带动了12经气的旋转，于是生命运动不停，当升则升，当降则降，是为无病，一旦中气受伤，升降乖乱，就是病；中气又是五脏的后勤部，假如没有这个中气维持、不断的供养，五脏就无以所养，最后阳气就无法生存。

不管任何病，本气强的，受邪从阳化热、化实；本气虚的，从阴化寒、化虚。

49.

据我一生见到的危症没有一个是小剂量药物能够治疗成功的。

50.

中药的毒性是相对来说的。根据我的经验，假如他是个寒证，用多大的量也不会过，假如他是个热证，是个假寒证，你辨证有错，用再小量的附子他也受不了。我在治病的过程中，也曾想向前辈学习他们那种轻灵，但是最后都失败了，这也许是我的功力不够！

51.

我用了几十年的附子，我开的方子里从来没有出现过附子中毒的，反倒是参加过抢救乌头碱中毒的。（笑）而且他用的量很小很小，可是中毒了，这就说明用附子要把握当用不当用的问题，切忌片面地追求大量或是轻剂量，这是最关键的。

52.

我对病因病机的认识是本气先虚，风寒之邪外侵，正气没有力气把邪气撑出去，反复受邪，由表入里，由浅入深，层层深入，最后深附在三阴经的本脏。

病因虽有多端，总根源只有一个，人身皮毛肌肉，经脉官窍，五脏六腑但有一处阳气不到，就是病，这个可以概括所有病的主要病因。

53.

我读各家伤寒论注时发现的，他们都有一种观点：病怎么来了，你就让它怎么散去。病从太阳经来，那就通过各种方法，再把它从原路透发出去，病就好了。

54.

疾病最初只进入到人体的轻浅表层，《伤寒论》中关于太阳经的讨论最多。病在太阳经很容易误诊。

当外感内伤同时发病，就是《伤寒论》所说的太阳少阴同病，就应该固本气，开表闭，就可以用麻黄附子细辛汤，如果很虚的话可以加点人参。

55.

破格救心汤就是我在学习伤寒论的过程中逐渐形成的一个东西，我所以加山萸肉，龙骨、牡蛎，主要是为了敛，我发现四逆汤，虽然以炙甘草为君，2两炙甘草仍然不能扶土，扶土的意思就是用土来覆火，阳气回来以后不久又散了，就是因为三阴里头厥阴病开得太厉害，疏泄过剩，阳气一回，相火又散开了，所以山萸敛厥阴之气，治疗心衰，在四逆汤类方里头这是比较可靠的一张方子，很稳定，凡是治好的病人，很少反复！

56.

温阳的方法，托透伏邪的方法，可以解决急症。

57.

我出来那时就是五七年了，五七年就是大跃进了，大炼钢铁；紧接着就是自然灾害，苏联对我们掐脖子，撤销援助。当时的老百姓啊，普遍都吃不饱。所以我那个时候啊有个什么考虑啊？整个大环境所有人都中气不足，他吃不饱啊，所以凡是病，你用补中益气汤。

58.

感冒是从外边来的，它的出路还在外边，还让它走了就对了。开表气，给它放出去。

59.

来路就是去路。

我早年写书的时候，特别在一些医案里说起过"伏邪"和"透表"的关系，也可能很多人没有注意到。

民间有句话：伤风不醒变成痨。这说的就是外邪怎么变成了伏邪！

60.

最初干犯身体的病邪啊，没有及时驱出去，它就会内藏，成为一种伏邪。伏邪就在里边损伤人体的阳气，阳气一弱，病越好不了，越缠绵难愈。

现在都是用消炎的方法，消炎用的这类药是很寒凉的东西，一消炎，外邪冰伏于内，只能是一次比一次藏得深，一层一层的，五藏都受到影响了。

如果老是好不了，时间久了，太阳、少阴这两方面都会受到很大的影响，这就已经深入到根本了。